Veröffentlichungen aus der
Forschungsstelle für Theoretische Pathologie

(Professor Dr. med. Dr. phil. Dr. med. h. c. H. Schipperges)

der Heidelberger Akademie der Wissenschaften

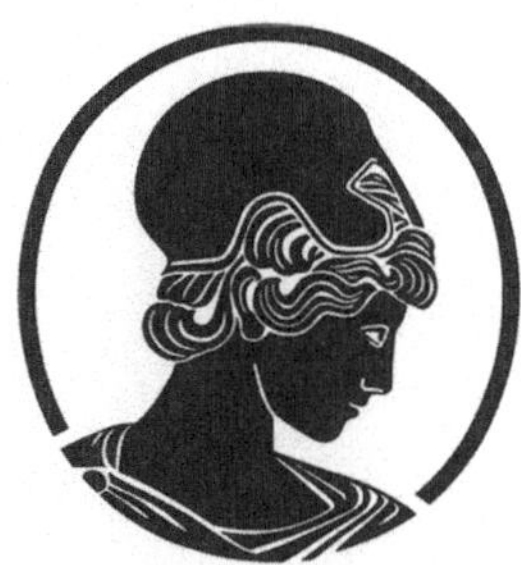

Wilhelm Doerr

Ars longa, vita brevis

Problemgeschichte kritischer Fragen II

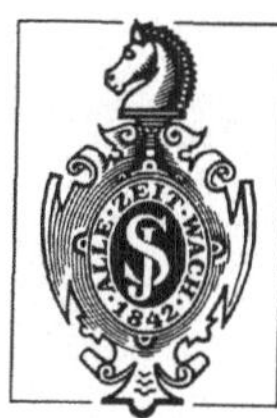

Springer-Verlag

Berlin Heidelberg New York
London Paris Tokyo
Hong Kong Barcelona
Budapest

Prof. Dr. Dres. h. c. Wilhelm Doerr
em. Direktor des Pathologischen Instituts
der Universität Heidelberg
Im Neuenheimer Feld 220–221, W-6900 Heidelberg

ISBN-13:978-3-642-84477-5   e-ISBN-13:978-3-642-84476-8
DOI: 10.1007/978-3-642-84476-8

*Den früheren Mitdirektoren des Pathologischen Institutes
der Universität Heidelberg*
aus besonderem Anlaß und mit Dank

Herrn Prof. Dr. Klaus Goerttler zum 24. März 1990
  *65 Jahre**
Herrn Prof. Dr. Günter Ule zum 28. November 1990
  *70 Jahre***
Herrn Prof. Dr. Dr. Günter Quadbeck zum 27. August 1990
  *75 Jahre alt****

---

  * S. 1–10 Ars longa, vita brevis
 ** S. 38–58 Grundsätzliches zur Pathogenese der Gefäßerkrankungen
*** S. 19–29 Über die Pathogenese

Vorbemerkung

Herr Professor Heinrich Schipperges und ich hatten vor mehr als 30 Jahren den Mut, einen besonderen Typus der Krankheitslehre zu entwickeln: Wir sprachen von *Theoretischer Pathologie*. Wir wollten darin, frei von materiellen Bindungen gleich welcher Art, zeigen, was die Summe der ärztlichen, aber auch patho-anatomischen Erfahrungen im Lichte historischer und philosophischer Aspekte an wesentlichen Merkmalen des menschlichen Lebens freigibt.

Da die *erste* „Problemgeschichte kritischer Fragen" (1987) eine gute Aufnahme, freilich nur durch einen Kreis von Sachverständigen, gefunden hatte, möchte ich die *zweite*, hiermit präsentierte, durch einen *Nachtrag* kommentieren.

Vorliegendes Büchlein steht unter dem Motto des Hippokratischen Mahnwortes Ars longa – vita brevis und rührt an die *zentrale* Frage der Theoretischen Pathologie: Wodurch wird man krank, gibt es ein Leben ohne Krankheit, wie sehen die Prinzipien organologischer Störungen – etwa des Blutgefäßsystems – aus, wie sind die Zusammenhänge zwischen „Gestaltenlehre" und „Krankheitsforschung" zu denken?

Schließlich erfährt der Leser, daß, wenn es in der Stammesgeschichte des Menschen nicht gelungen wäre, einen eigenartig komplizierten Motor für Blutbewegung und Sauerstofftransport zu schaffen, das „Gehirntier" Homo nimmer hätte entstehen und das begründete Empfinden für Gottesfurcht und sittliche Werte entfalten können.

Den *Kern* vorliegender Abhandlung bilden sieben, aus verschiedenen Anlässen gehaltene „Vorlesungen", deren Aussagen konvergieren. Sie sind aus der gleichen Wurzel, nämlich dem Problemenkreis der menschlichen Evolution, dem der Gestaltphilosophie, vor allem der Entropielehre hervorgegangen. Damit hängt es naturgemäß zusammen, daß bestimmte Formulierungen mit voller Absicht immer wieder gewählt wurden, denn jede Vorlesung als solche kann auch eigenständig verwendet, kommentiert und interpretiert werden. Mein Berufsleben (Habilitation 1942, Emeritierung 1983) fand eigentliche Erfüllung in der Arbeit am Sektionstisch. So kommt es, daß ich mich dem „anatomischen Gedanken" noch im Alter verpflichtet fühle. Und damit hängt die methodologische Grundhaltung meiner Ausführungen zusammen.

Alles in allem: Es geht um einen Beitrag zur Erfassung dessen, was der Anatom Julius TANDLER unser „somatisches Fatum" genannt hatte.

Heidelberg, im Januar 1991 Wilhelm DOERR

Inhaltsverzeichnis

Ars longa, vita brevis

Von den wirklichen Aufgaben des Studiums der Heilkunde*

Der Bitte, in dieser Stunde das Wort zu nehmen, habe ich gern entsprochen, aus allgemeinen und aus persönlichen Gründen. Die Promotion zum „Doctor der gesamten Heilkunde", wie wir früher sagten, bedeutet für den angehenden Arzt einen sichtbaren äußeren Abschluß der Bemühungen auf dem Weg zu dem erwählten Beruf; die Promotion bedeutet juristisch einen „begünstigenden Verwaltungsakt". Meine persönliche Bindung an diesen Tag hängt damit zusammen, daß ich vor etwas mehr als 50 Jahren von dieser, unserer Fakultät promoviert wurde.

Wer sich von Ihnen an den Unterricht in „Geschichte der Medizin" erinnert, sieht prima vista, daß ich an das Erbe der abendländischen Heilkunde, gleichsam aus dem geistigen Nachlaß des 5. und 4. vorchristlichen Jahrhunderts, aus Griechenland und Athen, anknüpfe. Max SCHELER, der Philosoph in Köln, hatte immer wieder, besonders bei seinen Arbeiten über „Die Stellung des Menschen im Kosmos" (1927) auf die Gedankenwelt im Perikleischen Athen aufmerksam gemacht: Menschliches Fortschreiten in Wissenschaft und Technik wurde zum Kernpunkt des Selbstverständnisses des gebildeten attischen Bürgers. Hieraus hat sich ein handfester Begriff von der Sonderstellung des Menschen ergeben. Ich erinnere an Protagoras aus Abdera (480–410 aCn): Das Maß aller Dinge ist der Mensch. Und weiter: Von den Göttern weiß ich nichts zu sagen, weder daß sie sind, noch daß sie nicht sind, noch welcherlei Art; denn vieles hindert unsere Erkenntnis, die Dunkelheit des Gegenstandes und die Kürze des menschlichen Lebens. In gleicher Linie bewegt sich der Aphorismus des großen Hippokrates (460–377 aCn): Das Leben ist kurz, die Kunst ist lang, der rechte Augenblick ist bald enteilt, das Urteil schwierig, der Versuch trügerisch! – Diese Aussage entspricht einer Devise, sie gleicht einem Leitgedanken jeglichen Arzttumes: Es ist der Dienst an der ewigen Kunst; diese reicht überindividuell weit über die Spanne unseres eigenen Lebens. Es gilt also, die Zeit zu nutzen, denn der rechte Augenblick zur Hilfeleistung könnte leicht versäumt werden (DOERR 1959).

Wenn man sich an die hervorragenden Zeitgenossen, nämlich Sokrates (469–399 aCn) und Platon (428–347 aCn), aber auch daran erinnert, daß die Hinrichtung Sokrates' den schön gewachsenen vornehmen Schüler, – also Platon –, auf den Weg zur Philosophie brachte und daß allein hierdurch die sittliche Transzendenzerfah-

---

* Vortrag anläßlich der „Goldenen Promotion" und im Rahmen der allgemeinen medizinischen Promotionsfeier in der Alten Aula der Universität Heidelberg am 10. Februar 1990

rung der Griechen derart entfaltet wurde, daß sie noch heute nachwirkt (GAISER 1968), so kann man nur in Ehrfurcht erstarren und staunen. Das gesamte Dialogwerk des Platon ist eine einzige Apologie *für* Sokrates. Die suchende Seele strebte danach, alles Seiende zu erkennen (GADAMER 1978). Hierin scheint sich eine Vorankündigung für die spätere christliche Heilslehre anzubahnen. Sic! Die erkannte Welt ist eine Funktion des erkennenden Subjektes (PETERSEN 1937). Nihil est in intellectu, quod non antea fuerit in sensu, – nisi intellectus ipse.

Wer nach den Wurzeln spürt, dem bleibt eine Wanderung zu den Quellen der abendländischen Philosophie nicht erspart. Die sich dem Wanderer präsentierende Begriffswelt kann nur in jahrelanger geduldiger Arbeit erschlossen werden. Dabei wird der Sucher an die Worte Plutarchs aus Cheronäa in Böothien, jenes liebenswürdig fabulierenden „Münchhausen" erinnert, der, als ob er eine Situationskritik hätte bringen wollen, folgendes geäußert haben soll: Weit im Norden von Hellas sei es *so* kalt, daß im Winter selbst die gesprochenen Worte einfrören. Man bekäme erst im folgenden Sommer die im Winter artikulierten Sätze zu hören, wenn nämlich die Worte wieder auftauten! So verstünden die Hörer des Platon die Worte des Meisters erst zeitlich sehr viel später, freilich und auch noch vielfach unvollständig. An diese Fabel sollte man sich erinnern, wenn man sich mit den Lehren der Alten einlassen muß, ohne genügend vorbereitet zu sein.

Andererseits: Der Mensch weiß seit Urzeiten, daß er sich selbst der würdigste Gegenstand bei dem Ringen um Erkenntnis ist (BUBER 1982). Dabei bedarf er eines „Apparates" für die Ordnung seiner Gedanken. Die elementare Hilfe brachte das schon von den Vorsokratikern erarbeitete *System der Begriffe*: Ich meine den Begriff des Seins, des Werdens, der Zahl, des Unendlichen und den Begriff des Logos. Diese Begriffe gelten als die Monolithen, auf denen der Tempel der griechischen Philosophie ruht (THEODORAKOPOULOS 1972). Wir können heute kaum nachfühlen, welch große intellektuelle Anstrengung nötig war, damit sich der Geist des damaligen mediterranen Menschen von der Sinnenhaftigkeit seiner Erlebniswelt trennen konnte. Die Ideen sind nach Platon die Gesichter des Seins. So wie der Mensch durch sein „Gesicht" erscheint, so erscheint das „Sein" durch die Ideen. Ich erinnere an die *vier großen platonischen Ideen*: den Gedanken der *Form*, den Gedanken der *Mathematik*, – als des Mittels nämlich, das Angeschaute in Regeln zu fassen –, den Gedanken der *Einheit der Formen* trotz deren scheinbarer Verschiedenheiten, schließlich den Gedanken der Kontinuität der *ununterbrochenen Stufenfolge* der Organismen. Die platonische Ideenwelt scheint durch die Hegemonie des Gesichtssinnes ausgezeichnet, sie ist eine optische Welt, nämlich eine solche geschauter Gestalten. Der Trieb zur Gestalt ist von dem zum Wort nicht zu unterscheiden (BUBER l.c. S. 154). Das Chaos also wird gebunden durch „Gestalt". Das Wort und die Sprache stehen offenbar am Anfang der Geschichte der Menschheit. *Logos* aber meint nicht nur Wort, sondern Rede, Sprache, Rechenschaft (GADAMER, b). Die Formen des Wortes haben die Befreiung des abendländischen Menschen aus vegetativen Bindungen geprägt. Das ruhelose *Wort der Frage* ist das Merkmal für den grenzenlosen Wissensdurst der Alten.

Hier machen wir eine Zäsur: Ohne Ideenlehre des Platon keine Lehre von den Gestalten, ohne Gestalten keine wissenschaftliche Gestaltphilosophie und ohne diese kein Verständnis für unsere Arbeit als Ärzte. Platonische Ideen und GOETHES Lehre von den Urtypen sind bemerkenswerte Konvergenzerscheinungen. GOETHES morphologische Forschung und SCHILLERS ästhetische Spekulation sind der Anfang der typologischen Betrachtungsweise (VIËTOR 1949). In einer Zeit, da Geschäftigkeit mit Fleiß, betriebliche Organisation mit geistiger Aussage verwechselt werden und unsere Kliniken, mehr noch Institute, beinahe ganz nach ingenieurwissenschaftlichen Gesichtspunkten ein- und ausgerichtet werden, ist es mir Herzenssache, unsere Promoturi sozusagen ein letztes Mal auf die geistigen Wurzeln der wissenschaftlichen Heilkunde hinzuweisen. Karl Ernst v. BAER, der Vater der Lehre von der Entwicklungsgeschichte des Menschen, hat seinen berühmt gewordenen Vortrag 1870 in St. Petersburg über das Thema „Welche Auffassung der lebenden Natur ist die Richtige?" mit den Worten geschlossen: „Wer nicht Neigung und Verständnis zur Erkenntnis des Geistigen hat, mag es unerforscht lassen, nur urteile er nicht darüber, sondern begnüge sich mit dem Bewußtsein seines eigenen Ich"!

Sie kennen die *Ärzteschulen* der griechischen Antike: *Kos* lehrte, die Ausübung der Medizin ist eine *angeborene* Kunst. Sie verlangt von dem, der sie betreibt, besondere Eignung und Eigenschaften. Diese können nicht durch Lernen ersetzt werden. Es gilt, nicht den Erkenntnistrieb zu befriedigen, sondern Grundsätze für die Krankenbehandlung zu finden. Krankenheilung, nicht Krankheitslehre war die Aufgabe. *Knidos* dagegen sagte: Medizin ist eine erlernbare Wissenschaft für jeden, der guten Willens ist. Wir suchen eine gesetzmäßige Einteilung von Krankheiten, wir suchen eine Krankheitslehre, wir fordern eine exakte Diagnostik!

Von nun an gehen Kos und Knidos wie zwei Wellen nebeneinander durch die Zeiten bis auf unsere Tage. 50 Jahre nach Hippokrates' Tod gründete Alexander der Große sein Reich. Die Masse der Ärzte, die er benötigte, konnte von der Alexandrinischen Schule nur nach dem Knidischen System geliefert werden. Die Auslese angeborener Künstlerärzte mußte versagen. *So geht es auch heute* (DOERR 1971).

Immer dann, wenn *ein* System enttäuscht hat, wenn die Rätsel einer Krankheit dem naturwissenschaftlichen System getrotzt haben, wenn sich Schwierigkeiten einstellen, die naturwissenschaftlichen Fortschritte auf die Lehre vom kranken Menschen anzuwenden, wenn man ermüdet und verwirrt von der Vielfalt der Methoden und der Mehrwertlogik ihrer Ergebnisse ist (HÖPKER 1970), dann meldet sich Kos zur Reaktion, und es entsteht ein „neuer Hippokrates". Heute wird dieser gern im Lager der Psycho-Socio-Anthropofächer gesucht. Wir können auf Knidos, also das schulische System allein aus quantitativen Gründen, – wir leben in einer Massengesellschaft –, nicht verzichten. Aber in unseren Herzen neigen wir zu Kos. Wir sind also naturwissenschaftlich geschulte Ärzte, wir sind gute Molekularbiologen und -pathologen, wir sind gute Techniker. Klar. Aber wir möchten doch auch verstehende Ärzte und gute Anthropologen werden.

Versuchen wir also, die aktuelle Situation anzusteuern: Zur Zeit der französischen Revolution, also vor 200 Jahren, kam es zu den alarmierenden Rufen: Peu lire, beaucoup faire, beaucoup voir! Daraufhin entwickelten sich besonders in Frankreich, wenig später in England, Medizinschulen, deren Lehrgrundsätze überwiegend nach der praktischen Seite ausgerichtet waren. Im damaligen deutschen Sprachgebiet ist die Entwicklung andere Wege gegangen (DOERR 1966). Mit der Gründung der Universität Göttingen setzte sich das Prinzip der Gleichrangigkeit der Fakultäten und der Lehrstühle durch. Die Prävalenz der Theologischen Fakultät wurde durch den Ausbau der 4., der sogenannten Artistenfakultät, genauer: durch die Institutionalisierung der Philosophie, paralysiert. Der entscheidende Schritt für die Schaffung des für eine fruchtbare medizinische Ausbildung ausschließlich geeigneten freiheitlichen Rahmens wurde durch die Gründung der Friedrich Wilhelm Universität in Berlin – 1810 – nach dem von W. v. HUMBOLDT vertretenen Grundsatz „Forschung und Lehre" vollzogen. Der erste gewählte Rektor in Berlin, Johann Gottlieb FICHTE, hatte 1811 in seiner Rektoratsrede „Über die akademische Freiheit und deren Störungen" zum Ausdruck gebracht, daß nur *der* ein wahrer Studierender sei, der bereit wäre, „alles sein Denken und Sinnen zu versenken in seine Wissenschaft" (DOERR 1964). Zeitlich sehr viel später hatte Rudolf VIRCHOW, der Pathologe, ebenfalls in seiner Berliner Rektoratsrede 1892, – als schon 71 Jahre alter Mann –, hieran angeknüpft und mit dem ihm eigenen Elan ausgeführt: Lernfreiheit sei Lust am Lernen; niemand könne einen Oberbau verstehen, der nicht ein Fundament erworben habe. Man müsse verlangen, daß der Studierende eine gewisse Fähigkeit zu selbständiger Arbeit mitbringe. Gegenüber diesen Forderungen trete der Nachweis positiver Kenntnisse allzu spezieller Art zurück!

Einige Jahre vorher – 1885 – hatte der Chirurg Theodor BILLROTH an den Begründer der Allergielehre Clemens v. PIRQUET geschrieben: *Ein* Irrtum scheint sich immer mehr zu verbreiten, nämlich der, daß man durch Anhäufung von Wissen ein gescheiter und gebildeter Mann werden könne! – Wieder sehr viel später (1958) hatte der Theologe Romano GUARDINI geschrieben: Wesenhafte Bildung wurzelt nicht im Wissen, sondern im Sein (DOERR 1960; 1964).

Tatsächlich blieben die Entwicklungswege der ärztlichen Ausbildung in England und Frankreich von denen in Mitteleuropa durch fast 100 Jahre recht verschieden. Die deutschen Hochschulen hatten sich nach dem Erbe SCHOPENHAUERS orientiert, der im 7. Kapitel der Lehre von der abstrakten Vorstellung oder dem Denken gezeigt hat, daß im Theoretischen das Ausgehen allein von Begriffen nur zu mittelmäßigen Leistungen hinstrebt, die vortrefflichen Leistungen aber das Schöpfen aus der Anschauung selbst als der Urquelle aller Erkenntnis fordern!

Da haben Sie es, was uns in Deutschland *bestimmte:* Ohne ergon kein organon, ohne daß die Hand *begreift,* kann das Auge nicht sehen. Aus der *Anschauung* aber, der *theoria,* erwuchs die Weltanschauung. Die philosophische Bindung und Vorbildung war ohne Wenn und Aber verpflichtend!

Und die Amerikaner, wie verhielten sie sich? Die nordamerikanische Medizin hat durch den Pathologen WELCH und den Kliniker OSLER viele Elemente der deutschen medizinischen Ausbildung nach den Staaten mitgenommen. Abraham FLEXNER hat sich um ein gelungenes Kompromiß aus pragmatischer englisch-französischer und theoretisch akzentuierter deutscher Ausbildung zum Arzt verdient gemacht (DOERR 1966).

Vor bald 150 Jahren vollzog sich die Wandlung von der *naturphilosophischen* zur *naturhistorischen* und weiter zur *naturwissenschaftlichen* Betrachtung (ERNST 1932). Die damalige Medizin in Deutschland stand unter dem Einfluß dreier Richtungen, die einander bekämpften: 1. Der physiologischen Schule WUNDERLICHS und des schwäbischen Kreises. Sie erstrebte eine physiologisch orientierte Krankheitslehre. *Eine* bleibende Frucht ihrer Arbeiten war das Fieberthermometer, die Thermometrie; 2. der Schule der rationellen Medizin von Jacob HENLE. Sie hatte sich unter anderem mit viel Scharfsinn um die Klärung von Krankheitsursachen – Miasmen und Contagien – bemüht; 3. der Zellularpathologie R. VIRCHOWS. Sie repräsentiert die Sublimation des anatomischen Gedankens, den Paul ERNST als das Specificum der abendländischen Medizin verstand. Denn nur auf diesem Weg wurden die feineren Bausteine des Organismus der Summe jener naturwissenschaftlichen Untersuchungsmethoden zugänglich gemacht, die heute zu einer Fülle von Erkenntnissen auf dem Gebiet der Ultrastrukturforschung, der Pathobiochemie, der Molekularpathologie und der Immunologie geführt haben. Nach VIRCHOWS eigenen Worten sind klinische Medizin und pathologische Anatomie nur die Vorstufen zu einem höheren wissenschaftlichen Gebäude, der pathologischen Physiologie. Diese sei die „wahre Theorie der Medizin" (DOERR 1958). VIRCHOW hat die Pathologie als Arzt betrieben; er war sein Lebtag auch therapeutisch tätig; er hielt etwas von den Heilkräften des Organismus (VIRCHOW 1875). Es ist, als ob VIRCHOW bewußt oder unbewußt, die Aussage KANTS vor- und nachzuleben, d. h. deren Richtigkeit zu bestätigen, versucht hätte: „Anschauung ohne Begriffe ist blind, Begriffe ohne Anschauung sind leer" (cf. P. CHRISTIAN l.c. S. 151; DOERR 1978). Ja, man darf abstrahieren: Die Physiologie hat ihre theoretische Basis durch die Kantische Philosophie erfahren (TROLL 1948).

Wie steht es um die wissenschaftliche Medizin heute?
SCHWENINGER, der Leibarzt BISMARCKS, ein kritischer Kopf, ein hervorragend erfahrener Praktiker, soll gesagt haben: Die Wissenschaft des Arztes tötet seine Humanität! Und der berühmte NAUNYN, unter dessen Leitung an der Straßburger Klinik der pankreatoprive Diabetes entdeckt wurde, hatte formuliert: Die Medizin (um die Jahrhundertwende) wird eine Wissenschaft sein, oder sie wird nicht sein (B. NAUNYN 1925; v. ENGELHARDT 1989). Daß wir Ärzte uns wissenschaftlicher Methoden bedienen, ist ganz sicher, daß diese aber meistens entlehnt sind, auch. *Die Medizin war methodisch niemals selbständig.* Die Daseinsberechtigung der modernen medizinischen Forschung beruht überwiegend auf der Würde des Forschungsgegenstandes, nicht aber auf dem Wert ihrer Methode. Die Fähigkeit, Arzt sein zu können, schöpft sich nur aus der Humanität. Hierbei handelt es sich um das Vorhandensein einer Fähigkeit, die es gestattet, Beziehungen anzubahnen zwischen den „innersten Inhalten zweier Menschen" (SCHWENINGER 1906). Obwohl die Erfahrung lehrt, daß Medizin und Naturwissenschaften im Begriffe stehen, sich von der Philosophie und der historischen Betrachtungsweise heutzutage zu lösen, obwohl man von dem Exodus der Geisteswissenschaften aus dem medizinischen Fächerkanon spricht (v. ENGELHARDT 1989), bin ich nicht ganz so pessimistisch. Wie sieht der *Fächerkanon* aus, der unseren Studierenden zugemutet wird? Ich unterscheide *vier* Primärgruppen, nämlich:

Metrische Fächer	*Stoffkundliche Fächer*	*Biofächer*	*Psycho-Socio Anthropo-Fächer*
Physik	Chemie	Biologie	Psychologie
Biomathematik	Biochemie	Anatomie	Soziologie
Physiologie	Pathochemie	Histologie	Anthropologie
		Enwicklungsgeschichte	Geschichte der Medizin

und die *klinischen Disziplinen,* operative, nicht-operative und sogenannte Dienstleistungen (Pathologie etc.).

Diese Mannigfaltigkeit verwirrt uns, so lange sie nicht durch eine generalisierte Begriffsbildung überwunden wird. Hierbei kann uns die großartige Studie von Paul OPPENHEIM „Die natürliche Ordnung der Wissenschaften" helfen: Disziplinen, die mehr typisieren als individualisieren, sind Naturwissenschaften; Disziplinen, die mehr individualisieren als typisieren, sind Geisteswissenschaften. *Die klinische Medizin tut beides.* Naturwissenschaften und Geisteswissenschaften dienen der Erkenntnis des Wirklichen, aber auf getrennten Wegen. Während die Naturwissenschaften diese Erkenntnis im allgemeinen in Form der Naturgesetze suchen, so erkennen die Geisteswissenschaften das Einzelne in geschichtlich bestimmter einmaliger Gestalt. Erstere sind eine Gesetzeswissenschaft und nomothetisch. Eine Gesetzeswissenschaft sucht, was immer ist, war und sein wird. Die Geisteswissenschaften aber sind Ereigniswissenschaft und idiographisch. Jene suchen, was gewesen ist und nicht wiederkehrt. Die Naturwissenschaft wendet sich an die allgemeine Wirklichkeit nach einem generalisierenden Verfahren. Sie sucht den gesetzmäßigen Ablauf, sie erkennt kausale Zusammenhänge, Ideen und Typen, sie arbeitet nach dem Wort KANTS: Natur ist das Dasein der Dinge, sofern es nach allgemeinen Gesetzen bestimmt ist. – Dagegen wendet sich die Geisteswissenschaft an die singulare Wirklichkeit, an das Individuelle und in irgendeiner Richtung – logisch, ästhetisch, ethisch wertvolle –, also an das, was aus der blassen Alltäglichkeit herausgehoben erscheint.

In unserem Fächerkanon gibt es also Disziplinen, die arbeiten nomothetisch; und es gibt solche, die arbeiten idiographisch. Letzteres tun alle Kliniken und die spezielle pathologische Anatomie. Insofern es sich um Aufgaben der Individualpathologie handelt, bestehen innige Beziehungen zu den Geisteswissenschaften. Diese Erkenntnis mag für den, der nicht eingedacht sein kann, erstaunlich sein. Allein für uns Heidelberger, die wir in der Fernwirkung Ludolf KREHLS unsere Arbeit tun, ist dies verständlich.

Wir wollten über die *wirklichen* Aufgaben des Studiums der Heilkunde berichten. Welche sind dies? Lassen Sie mich zunächst noch versuchen, die Frage zu klären, was das *Besondere unseres Lebens* ausmacht. SCHRIEFERS, der Physiologische Chemiker in Essen, hat (1987) das Leben als die sonderbare Seinsschwebe der sich zwischen Aufbau und Zersetzung erhaltenden Substanz bezeichnet. Die Zugehörigkeit des Menschen zur Biosphäre ist unbestritten. Unser Leben bleibt Teil des größeren Zusammenhanges alles irdischen Lebens und ist eingebettet in die Entwicklung des Universums. Dabei spielen Zufall und Notwendigkeit die entscheidende Rolle. Das Unverständlichste an der Natur ist ihre Verständlichkeit (DELBRÜCK 1985/86). Denn die Evolution unseres Planeten brachte *zwei Hauptergebnisse:*

1. Eine materiell-stoffliche Kongregation, welche die Fähigkeit hat, sich selbst zu erhalten, ich meine die identische Reduplikation.
2. Sie brachte für organismische Strukturen das Vermögen, bestimmte „Insulte" als stoffliche Ereignisse zu speichern.

Das erste Hauptergebnis garantiert die Erhaltung des Lebens, das zweite verleiht dem Leben einen besonderen Inhalt. Denken Sie an das Gedächtnis, an Allergie, Immunität und immaterielle Organisationsprinzipien.

Auch die lebendige Masse unterliegt dem Gesetz der Thermodynamik. Das bedeutet, daß es eine absolute Umkehr von Naturvorgängen nicht gibt. Es laufen nur solche ab, die zu einem Zustand mit der größeren Wahrscheinlichkeit in bezug auf Bewegung und Anordnung der Moleküle führen. Es geht um das *unsterbliche Problem der Entropie,* und ich nenne nur

Ludwig BOLTZMANN (1877),
Erwin SCHRÖDINGER (1935),
Dieter FLAMM (1979),
John GRIBBIN (1987).

Ohne ernstliche Beschäftigung mit den Grundfragen der Physik kann es keine wissenschaftliche Heilkunde geben!

In den Tagen der Gesundheit befindet sich unser Organismus im Gleichgewicht. 50 Enzyme haben die Stabilität zu garantieren. Sie erkennen etwaige, von innen und außen herrührende Schäden, räumen Schadstellen aus und schließen Lücken untadelig. Die Moleküle müssen sich gleichsam sprachkundig verhalten. Die Verständigung auf dieser Ebene setzt Kommunikationsketten voraus. Das Gefüge des Lebens ist kein eigentliches Problem der physikalischen Chemie, sondern der Ordnung im molekularen Bereich. In den Tagen der Krankheit fällt die im labilen Gleichgewicht gewesene innere Ordnung um. Um die *Grundfragen der Pathogenese* wird seit Jahrhunderten gerungen. Seit den Tagen des Demokrit strebt die Naturforschung von der sinnlichen Erfahrung zur geistigen Durchdringung. Das Experiment irrt nie, *wir* irren uns ständig. Allein der Mensch ist nur da „ganz Mensch, wo er spielt" (SNELL 1968). Licht und Finsternis, Leib und Seele, Materie und Form, Ein- und Ausatmen artikulieren beständig. Muß sich die Logik nach der Mathematik oder die Mathematik nach der Logik richten (KOPPELMANN 1929)?

Wie steht es nun mit den *eigentlichen* Aufgaben des Studiums der Heilkunde? Wenn die Medizin Mitglied der Universität, also der akademischen Gemeinschaft, bleiben soll, muß eine geistige Durchbildung der Lernenden realisiert werden.

Eine geistige Schulung ist die eigentliche Voraussetzung für eine kritische und selbständige Berufs- und Lebensgestaltung des Arztes. Dann wird der junge Akademiker das rechte Verhältnis zu seinem Umfeld im Beruf, im Kreis seiner Patienten, ja auch selbst seiner Familie gewinnen. Ich sehe nur *drei essentielle Aufgaben* der ärztlichen Ausbildung *während* des Studiums:

1. Lehre von der Pathogenese: Wie wird man krank?
2. Lehre von der Semiotik: Welche Krankheitsäußerungen sollte man unter allen Umständen kennen, um zu einer vernünftigen diagnostischen Konzeption zu gelangen?
3. Vermittlung eines ausreichenden Verständnisses für die tragenden therapeutischen Prinzipien.

Ich möchte also sagen, die Ausbildung im klinischen Bereich betrifft Pathogenese, Diagnostik und Therapie. Sie kann niemals darauf abheben, diagnostische Techniken eines höheren Schwierigkeitsgrades und therapeutische Finessen, – und seien diese noch so interessant –, dem Kandidaten beibringen zu wollen.

KREHL lehrte schon 1911: Im eigentlichen Sinne gibt es weder Krankheiten noch kranke Menschen als solche. Nur die einzelne bestimmte Persönlichkeit des Kranken gibt es. Und nur *der* kann helfen, der sich als Arzt ganz auf sie einstellt. Mit dieser Grundhaltung wurde das „Personverständnis" im modernen medizinischen Denken eingeleitet. Es war für die Heidelberger Schule (KREHL, SIEBECK, v. WEIZSÄCKER, CHRISTIAN) spezifisch.

Ich meine, es käme darauf an, von der naturwissenschaftlichen Biologie des Menschen fortzuschreiten zu einer medizinischen Anthropologie. Heilkunde steht immer an den Grenzen des überhaupt Wißbaren über den Menschen. Sie interpretiert ihn, aber erreicht ihn im Grunde nur ausnahmsweise. Medizin ist Kunsthilfe im Kranksein. So verstanden gewinnt die Geschichtlichkeit des Kranken den Aspekt einer *christologischen Anthropologie.* Dabei kommt die Offenheit der schlichten Sprache als sehr bestimmte Form der Anteilnahme des Arztes an seinen Kranken – *die Bipersonalität der Sprache* – zur Geltung (CHRISTIAN 1952).

Naturereignisse und Krankheiten entstehen fast nie aus *einer* Ursache. Wer Arzt sein will, muß sich allen Ernstes um eine basale Anthropologie bemühen (CHRISTIAN 1989). Im Sinne eines ontologischen Krankheitsbegriffes besteht das wahre Wesen einer Gesundheitsstörung in der Abwandlung der einer psychophysischen Grundhaltung entsprechenden Idee. Wir können der dem *genus homo* eigenen Vieldimensionalität in den Tagen der Krankheit nicht ausweichen (v. ENGELHARDT und SCHIPPERGES 1980). Man wird also nur ausnahmsweise durch *eine* Ursache krank; es handelt sich beinahe immer um die Konvergenz bestimmter Bedingungskomplexe.

Es ist ausgeschlossen, den Gesetzen der Thermodynamik zu entrinnen. Jeremy RIFKIN bezeichnete das Entropiegesetz als ein gewaltiges kosmisches Gefängnis, aus dem es kein Entkommen gibt (1985). Leben ohne Krankheit gibt es nicht, Leben ohne Tod wird es nie geben können. Aus der distanzierten Betrachtung der physikalischen Chemie ist völlige Integrität von Leib und Seele, also Gesundheit im Sinne welcher Definition auch immer, der weniger wahrscheinliche, Krankheit und Tod sind der wahrscheinlichere Fall. Mit v. GEBSATTEL darf man sagen, daß der Mensch noch nie so viel von sich gewußt hat wie in der Gegenwart, und daß er sich im Grunde doch nie so wenig gekannt hat in allem, was seine Bestimmung und den letzten Sinn seines Daseins betrifft. Eine Philosophie des Leidens hat erst das Christentum hervorgebracht (MAGIN 1981). An die Philosophie richtet sich eine Art von säkularisierter Erlösungshoffnung (BAYERTZ 1990).

Weil diese Fragen brennend sind und ihre Lösung wichtig ist, sollte wissenschaftliche Heilkunde im Verband einer Universität gepflegt werden. Ich halte es für unmöglich, das raisonnierende Hin und Her der einer conditionalistischen Betrachtung verpflichteten Krankheitsforschung zu entflechten ohne geisteswissenschaftliche, also historische und philosophische Bildungsmöglichkeiten.

Anläßlich des Deutschen Ärztetages 1959 in Lübeck wurden diejenigen Desiderate formuliert, in deren Fernwirkung die noch heute gültige, wenn auch mehrfach veränderte Approbationsordnung für Ärzte entstanden ist. Wer jemals Vorsitzender eines Ausschusses für die ärztliche Prüfung gewesen ist, weiß, daß keine Ausbildungsordnung so schlecht war, als daß nicht doch etwas Ordentliches aus ihr hätte gemacht werden können. Der weiß auch, daß an den Ausbildungs-, Bestallungs-, Approbationsordnungen seit der Reichsgründung 1871 laboriert wurde. Die Bemerkungen meiner Fachgenossen Arnold HELLER (Kiel 1908) sowie Bernhard FISCHER-WASELS (Frankfurt 1931) waren herzerfrischend, und wer nicht reformiert, kann nicht präformieren. Freilich, diese Worte von Eugen ROSENSTOCK-HUESSY (1958) werden nicht in den Passagen der zur Zeit gültigen Approbationsordnung erkennbar, und ich vermag einen ernsten Zweifel nicht zu unterdrücken, ob denn auch die für die Formulierung der jetzigen Ordnung Verantwortlichen ROSENSTOCKS Buch „Das Geheimnis der Universität" gelesen und verstanden hatten! Ihnen, meine verehrten Anwesenden, mag es einigermaßen gleichgültig sein, welche perpetuierten Reparaturen an den Hürden heute und in den nächsten Jahren praktiziert werden, haben Sie doch *diese* Schrecken hinter sich gebracht.

Sie, meine Damen und Herren, sind durch Ihre erfolgreichen Bemühungen um den Erwerb des Doctorgrades mit dem Zauber in Berührung gekommen, der von der ernsten Absicht an der Förderung einer wissenschaftlichen Frage ausgeht. *Mich* hat das Thema meiner Dissertation das ganze Leben begleitet, und ich bemühe mich noch immer um eine weitere Vertiefung. Lassen Sie mich mit Ludwig KLAGES sagen:

Geist und Gegenstand sind die Hälften des Seins,
Leben und Bild die Pole der Wirklichkeit.

Bildung bedeutet geistige Formung durch Arbeit am Stoff. Wissenschaft ist mehr als die Kenntnis vom Lernstoff. Jede Wissenschaft ist geistiger Art. Wird sie mit aller Innigkeit des Herzens und Verstandes betrieben, zeitigt sie echte Bildungswerte. *Es war mir wichtig, Ihnen hiervon einen Begriff zu vermitteln.*

Literatur

BAER, K. E. v.: Welche Auffassung der lebenden Natur ist die Richtige? Darmstadt: Ch. Kreickenbaum 1970 (Nachdruck!)

BAYERTZ, Auf der Suche nach einer neuen Moral. Schweiz. med. Wschr. 120:3–7 (1990)

BUBER, M: Das Problem des Menschen. Heidelberg: Lambert Schneider 1982, 5. Auflage

CHRISTIAN, P.: Wirklichkeit und Erscheinung in der Wahrnehmung von Bewegung, dargestellt an experimentellen Beispielen. Zschr. Sinnesphysiologie 68, cf S. 151 (1940)

CHRISTIAN, P.: Das Personverständnis im modernen medizinischen Denken. Tübingen: J. C. B. Mohr (Paul Siebeck) 1952

CHRISTIAN, P.: Anthropologische Medizin. Berlin – Heidelberg – New York: Springer 1989

DELBRÜCK, M.: Eine Verschwörung der Natur. mannheimer forum 85/86, S. 9 (1985/86)

DOERR, W.: Die Pathologie Rudolf Virchows und die Medizin unserer Zeit. Dtsch. med. Wschr. 83:370–377 (1958)

DOERR, W.: Zur Reform des medizinischen Unterrichtes. Denkschrift der Medizinischen Fakultät der Universität Kiel. Kiel: Schmidt und Klaunig 1960

DOERR, W.: Lehrbares und Lernbares in der ärztlichen Ausbildung. Ruperto Carola 36:3 (1964)

DOERR, W.: Neue Wege und Möglichkeiten der medizinischen Ausbildung. In: J. GERCHOW: An den Grenzen von Medizin und Recht. Stuttgart: F. Enke 1966, S. 189

DOERR, W.: Wandlungen der Krankheitsforschung. S'ber. Heidelberger Akademie der Wissenschaften, mathem.-naturw. Klasse, Jahrgang 1971, 6. Abhandlung. Berlin – Heidelberg – New York: Springer 1971

DOERR, W.: Laudatio auf Paul Christian. Ruperto Carola 61:51 (1978)

ENGELHARDT, D. v.: Der Abschied von der Geisteswissenschaft in der neuzeitlichen Medizin. In: RÖSSLER, D. und H. D. WALLER: Medizin zwischen Geisteswissenschaft und Naturwissenschaft. Tübingen 1989, S. 3

ERNST, P.: Festschrift zur Feier der Gründung des naturhistorisch-medizinischen Vereins vor 75 Jahren. Verh. nat. hist. med. Verein NF 16:203. Heidelberg: J. Hörnig 1932

FISCHER-WASELS, B.: Mittel und Wege zur Förderung der Wissenschaft. Frankfurter Universitäts-
reden. Frankfurt/Main: Englert und Schlosser 1931

FLAMM, D.: Der Entropiesatz und das Leben. 100 Jahre Boltzmannsches Prinzip. Naturwissenschaftliche Rundschau 32:225 (1979)

GADAMER, H.-G.: Plato, Texte zur Ideenlehre. Frankfurt/Main: Vittorio Klostermann 1978 (a)

GADAMER, H.-G.: Die Kultur und das Wort. In. A. PAUS: Kultur als christlicher Auftrag heute.
Graz – Wien – Köln: Butzon und Becker sowie Styria (ohne Jahreszahl), S. 11 (b)

GAISER, K.: Platons ungeschriebene Lehre. 2. Auflage. Stuttgart: Ernst Klett 1968

GEBSATTEL, V. E. Frhr. v.: Imago hominis. Beiträge zu einer personalen Anthropologie.
Schweinfurt 1964, S. 23–57

GRIBBIN, J.: Auf der Suche nach Schrödingers Katze. München – Zürich: Piper 1987

GSELL, O.: Hundert Jahre innere Medizin. medwelt 34:428 und 462 (1983)

HELLER, A.: Verh. dtsch. pathol. Ges. 12. Tagung, Kiel 1908

HÖPKER, W.-W.: Informatik in der Pathologie. Mannheim: Selbstverlag F. Boehringer 1970, 283
Seiten

KLAGES, L.: Der Geist als Widersacher der Seele. 5. Auflage. Bonn: Bouvier Verlag Herbert
Grundmann 1972

KOPPELMANN, W.: Muß sich die Logik nach der Mathematik oder die Mathematik nach der Logik
richten? Annalen d. Philosophie 8:169 (1929)

KREHL, L.: Eröffnungsrede. Verh. d. Dtsch. Kongresses f. innere Medizin Wiesbaden 19. 04. 1911,
28:3 (1911)

MAGIN, M. N.: Ethos und Logos in der Medizin. Freiburg und München: K. Alber 1981

NAUNYN, B.: Erinnerungen, Gedanken, Meinungen. München: J. F. Bergmann 1925

PETERSEN, H.: Die Eigenwelt des Menschen. Bios. Abhandlungen zur theoretischen Biologie Bd.
VIII. Leipzig: Joh. Ambr. Barth 1937

RIFKIN, J.: Entropie, ein neues Weltbild. Frankfurt – Berlin – Wien: Ullstein 1985

ROSENSTOCK-HUESSY, E.: Das Geheimnis der Universität. Stuttgart: Kohlhammer 1958

SCHELER, M.: Die Stellung des Menschen im Kosmos 1927. Nachdruck München: Nymphenbur-
ger Verlagsanstalt 1947

SCHOPENHAUER, A.: Vom Verhältnis der anschauenden zur abstrakten Erkenntnis. In: Die Welt
als Wille und Vorstellung, 2. Auflage, sämtliche Werke Bd. 2, Wiesbaden: Brockhaus 1949,
S. 76

SCHRIEFERS, H.: Das Leben als molekulare Verständigung. Med. Welt 38:9 (1987)

SCHRÖDINGER, E.: Naturwissenschaften 23:812 (1935)

SCHWENINGER, E.: Der Arzt. In: Die Gesellschaft, herausgegeben von Martin BUBER, Bd. 7.
Frankfurt/Main: Rütten und Loening 1906

SNELL, B.: Neun Tage Latein. 6. Auflage. Göttingen: Vandenhoeck und Ruprecht 1968

SIEBECK, R.: Die prämorbide Persönlichkeit. In: C. ADAM und F. CURTIUS: Individualpathologie.
Jena: G. Fischer 1939, S. 16

THEODORAKOPOULOS, J.: Die Hauptprobleme der Platonischen Philosophie. Den Haag: Martinus
Nijhoff 1972

TROLL, W.: Urbild und Ursache in der Biologie. S'ber. Heidelberger Akademie der Wissenschaften, mathem.-naturw. Klasse, 6. Abhandlung. Heidelberg: Springer 1948

VIËTOR, K.: Goethe. Bern: A. Francke 1949

VIRCHOW, R.: Über die Heilkräfte des Organismus. Vortrag gehalten am 02. Januar 1875 im
Verein für Kunst und Wissenschaft in Hamburg. Berlin: Lüderitzsche Verlagsbuchhandlung
1875

WEIZSÄCKER, V. v.: Individualität und Subjektivität. In: C. ADAM und F. CURTIUS: Individualpathologie. Jena: G. Fischer 1939, S. 51

Leben ohne Krankheit?*

Die an mich gerichtete Frage, ob ich bereit sei, in dieser festlichen Stunde einen wissenschaftlichen Vortrag gleichsam als Geburtstagsgabe zu präsentieren, habe ich gern bejaht. Das Thema durfte ich selbst wählen. Es mag dem kritischen Beobachter der Szene eigenartig erscheinen. Allein, es ist mir ganz ernst, und es ist gar nicht einfach, eine wissenschaftliche Aussage zur Sache zu treffen, die

(a) einer Kritik standhält und zugleich
(b) in diesem allgemeinen Kreis verstanden werden kann.

Auf einer Reise begegnete mir das Büchlein des Schweizerischen Psychotherapeuten August E. HOHLER *„Von der schwierigen Entscheidung, gesund zu sein"* (1989). Der Verfasser gefällt sich in teils eigenwilligen, teils bemerkenswerten Aussagen, etwa so:

> „Kann ich gesund sein in einer kranken Welt?"
> „Der einzige Weg zu wahrer Gesundheit ist Liebe"
>   Wobei Liebe als personale Begegnung im Sinne Martin BUBERS gemeint ist (!),
> „Wir haben einen unzureichenden Gesundheitsbegriff, der sich an unserem Funktionieren, statt existentiellen Wohlbefinden orientiert"

und daraus resultiert die Aussage

> „Die Arztpraxis sei eine kleine, das Spital eine große Reparaturwerkstätte"!

Ich setze entgegen: Aus Gründen außerhalb unserer Kompetenz, über die zu sprechen sein wird, sind Störungen im Fortgang des Lebens die Regel, sie sind das Normale. Leben ohne alle Störung aber ist – auf die Länge der Zeit – das Anomale. Diese Situation ist unerbittlich, und hieraus erwachsen ethische Pflichten, denen in einem konfessionellen Haus wahrscheinlich am wirkungsvollsten entsprochen werden kann.

Ich spreche als Pathologe. Pathologen sind Ärzte mit besonderem Auftrag. Sie sind „neugierig bewegt, wenn auch einseitig vertieft". Pathologen möchten die Kankheiten abschaffen.

Der Arzt hat die Pflicht zu helfen. Sein Auftrag ist es, jedwede Form menschlichen Leidens zu mindern. Indem der verantwortungsbewußte Arzt hilft, erfährt er

---

* Vortrag gehalten am 11. Oktober 1989 im Krankenhaus Salem Heidelberg

einiges von den Wesenszügen der Natur. Ich suche auf zweifache Art Zugang zu meinem Thema: durch Einsatz anthropologischer, aber auch gestaltphilosophischer Mittel.

Die *Anthropologie als Ganzes* beruht auf zwei Säulen, einer dualistischen und einer existentiellen Richtung. Erstere umfaßt die somatische Medizin und medizinische Psychologie, letztere das phänomenale Wesensverständnis für alles Abartige und Kranke. Die Arbeitsweise beider Richtungen ist verschieden: Die dualistische Richtung ist der naturwissenschaftlichen, die existentielle der hermeneutischen Methode verpflichtet.

Es gibt eine Anthropologie im konventionellen und eine solche im aktuellen Sinne. Erstere ist akademisch institutionalisiert und trägt vielfach ethnologische Züge. Letztere fußt auf der *Doctrina geminae naturae humanae,* also auf der Lehre von der „Zwillingsnatur des Menschen". Er kann und muß als ein geistbegabtes Wesen Stellung nehmen zu sich selbst *und* zu seiner Umwelt. Dies ist der Kern dessen, was Hans PETERSEN „Die Eigenwelt des Menschen" genannt hatte.

Die Doctrina geminae naturae humanae arbeitet nach dem Grundsatz des *methodischen Indeterminismus.* Viktor v. WEIZSÄCKER drückte das so aus: Er verglich Geist-Seele eines Menschen einerseits und dessen Körper andererseits mit zwei Schachspielern. Wenn ich der *eine* Spieler bin, kann ich unter den Bedingungen des *echten* Spieles nicht gleichzeitig der andere sein. Wäre dies der Fall, kennte ich im voraus Zug und Gegenzug, und es gäbe kein Spiel. – Auf diesen Punkt des Indeterminismus zielen die Arbeitsweisen der

> naturwissenschaftlich-experimentellen,
> der phänomenologisch-empirischen und
> der philosophisch-erkenntniskritischen Aspekte.

Wir finden also den Zugang zu unserer Eigenwelt durch alternierenden Einsatz dieser drei Arbeitsweisen. Was heißt das?

Die medizinische Anthropologie hat zwei charakteristische Inhaltselemente:

> die Konstitutionslehre und
> die Individualpathologie,

und sie hat zwei tragende Themen:

> die natürliche Ungleichheit der Menschen und deren Krankheit, Alterung und Tod.

So weit die Prämissen. Um unser Thema „Leben ohne Krankheit?" besser angehen zu können, seien folgende Punkte angesprochen:

> Was ist der Mensch?
> Was ist Leben?
> Was ist Gesundheit und
> wie wird man krank?

Der Philosoph Max SCHELER hatte (1927) dargelegt, was man sich bei der Frage nach der „Stellung des Menschen im Kosmos" denken würde. In aller Regel träten drei Gedankenkreise auf: Einmal der Gedankenkreis der jüdisch-christlichen Tradition, also der Schöpfungsgedanke, zweitens der griechisch-antike Gedankenkreis, in dem sich das Selbst-Bewußtsein des Menschen zu dem Begriff einer Sonderstellung erhob. Der dritte Gedankenkreis sei der der modernen Naturwissenschaft: Der Mensch sei ein spätes Ergebnis der Entwicklung des Erdplaneten, das sich von der Tierwelt nur durch den Komplikationsgrad der Mischungen von Energien und Fähigkeiten unterscheidet.

Was ist das Besondere unseres Lebens? Leben ist aus der Sicht meines Faches „Geschehen in der Zeit, gebunden an ein variables materielles Ordnungsgefüge". Räumlich und zeitlich bestimmt-charakterisierbare Zuordnungen und Ereignisabfolgen sind die äußeren Kennzeichen des Lebens in *gestaltphilosophischer Formulierung*. SCHRIEFERS (1987) hat Leben als die sonderbare Seins-Schwebe der sich zwischen Aufbau und Zersetzung erhaltenden Substanz bezeichnet.

Die Zugehörigkeit des Menschen zur Biosphäre ist unbestritten. Unser Leben bleibt Teil des größeren Zusammenhanges alles irdischen Lebens und ist eingebettet in die Entwicklung des Universums. Dabei spielen Zufall und Notwendigkeit die entscheidende Rolle. Die Evolution unseres Planeten brachte *zwei Hauptergebnisse:*

1. Eine materiell-stoffliche Kongregation, welche die Fähigkeit hat, sich selbst zu erhalten, – ich meine die identische Reduplikation.
2. Sie brachte für organismische Strukturen das Vermögen, bestimmte „Insulte" als stoffliche Ereignisse zu speichern.

Das erste Hauptergebnis garantiert die Erhaltung des Lebens schlechthin. Das zweite verleiht dem Leben einen gewissen Inhalt: Immunität, Überempfindlichkeit, Allergie, aber auch Gedächtnis und immaterielle Organisationsprinzipien (Wahrheit, Gewissen, Moral, Gesetz, Kausalität) werden durch die Vorgänge des Psychometabolismus gespeichert, aber auch weitergegeben. Die Unterscheidung von Geist und Materie verschwindet heute als philosophisches Problem, sie ist überholt.

Auch die lebendige Masse unterliegt den Gesetzen der Thermodynamik. Das bedeutet, daß es eine absolute Umkehr von Naturvorgängen nicht gibt. Es laufen nur solche ab, die zu einem Zustand mit der größeren Wahrscheinlichkeit in bezug auf Bewegung und Anordnung der Moleküle führen. Daß unser Leben an bestimmte Zellkernsäuren gebunden ist, lernen heute die Abiturienten. Diese *Lebensspirale,* die ich ansprechen wollte, und ihr Zusammenspiel mit den 20 Aminosäuren macht den feinen Unterschied zwischen den Milliarden von Menschen aus, die unsere Erde bevölkern. Der sogenannte DNS-Faden aus dem Kern einer menschlichen Zelle ist 2 m lang. Er gleicht einer torquierten Strickleiter. Sie besteht aus vier Bausteinen, den Nukleotiden. Das Geheimnis der Erbinformation liegt in der Reihenfolge der Nukleotidbausteine. Die Sätze der Erbsprache sind die Gene. In dem 2 m langen DNS-Faden menschlicher Zellen gibt es 50 000 bis 200 000 Gene. Sie sind in den Chromosomen zusammengefaßt. So wie man zu meiner Zeit Bau und Aufgaben des menschlichen Körpers anhand großer anatomischer Atlanten lernte, so wird sich die akademische Jugend der kommenden Jahre mit Chromosomenkarten beschäftigen, um zu prüfen, ob durch „genetisches Zielen" Fehler korrigiert und Gefahren abgewendet werden könnten.

In den Tagen der Gesundheit befindet sich unser Organismus im Gleichgewicht, die Bilanz stimmt. 50 Enzyme haben die Stabilität zu garantieren: Sie erkennen gleichsam die von außen und innen herrührenden Schäden, excidieren Schadstellen und schließen etwaige Lücken untadelig (SCHRIEFERS 1987). Die Moleküle müssen sich irgendwie „sprachkundig" verhalten. Die Verständigung auf dieser Ebene setzt Kommunikationsketten voraus. Wie man sieht, ist das Gefüge des Lebens kein eigentliches Problem der physikalischen Chemie, sondern der Ordnung im molekularen Bereich. Es handelt sich um ein Problem der Gestalt. Alles Leben ist an eine Gestalt gebunden. Solche „Gestalten" sind nicht, sie geschehen. Sie werden ständig vollzogen, in Kleinigkeiten verändert, neu aufgebaut, befestigt und wiederum variiert. Dabei wird Energie benötigt.

Unter „Gestalt" in diesem Zusammenhang möge nicht nur eine figürliche Stoffagglomeration verstanden werden. Es handelt sich vielmehr um ein erkenntnistheoretisch bewährtes Prinzip sog. Gestaltphilosophie. Christian v. EHRENFELS hatte schon 1890 nachgewiesen, daß die charakteristischen Eigenschaften einer Gestalt aus der Summe der Eigenschaften der sie zusammensetzenden Einzelteile *nicht* erklärbar sind. Ein Ganzes ist also mehr als die Summe seiner Teile.

Was hat das mit meinem Thema zu tun? Von der Gestaltenlehre ist es nur ein winziger Schritt zur Typenlehre. Diese braucht aber der gebildete Arzt, weil er sonst nicht in der Lage ist, seine diagnostische Begriffswelt in Ordnung zu halten.

GOETHES morphologische Forschung und SCHILLERS ästhetische Spekulation sind der Anfang der typologischen Betrachtungsweise. Der Typus im GOETHESCHEN Sinne ist ohne die Ideenlehre des PLATON unverständlich. Nach PLATON sind die Ideen die Gesichter des Seins. Wie der Mensch durch sein Anlitz wirkt, so das Sein durch die Ideen. Ohne diese Ideenlehre hätte es keine Lehre von den Gestalten gegeben und ohne jene keine Gestaltphilosphie. Ohne den Gesamtkomplex der skizzierten Zusammenhänge hätten wir keinen Konstitutionsbegriff und ohne diesen keine Individualpathologie. Gerade hierauf aber kommt es an.

In den Tagen der Krankheit fällt die im labilen Gleichgewicht gewesene innere Ordnung um. Wir Pathologen leben in der Fernwirkung Rudolf VIRCHOWS (1821–1902), noch heute und in der ganzen Welt. Ich nannte ihn immer den „Erzvater Jakob der Krankheitslehre". Er hatte

1. in seiner Zellenlehre das für eine tatsachengerechte Naturlehre notwendige Einheitsprinzip „Die Zelle ist ein Lebensherd, sie kann auch ein Krankheitsherd sein",
2. in seiner Soziallehre ein verbindliches, aber auch praktikables Verfassungsprinzip und
3. in seiner Entwicklungslehre das Prinzip aller lebendig fortschreitenden Erscheinungen gesehen.

VIRCHOW hatte am 20. Februar 1858 im Rahmen seiner dritten Vorlesung über Zellularpathologie auseinandergesetzt, daß Krankheiten zu charakterisieren seien durch

Heterochronie	⎫	es geschehe etwas zur falschen *Zeit,*
Heterotopie	⎬ d. h.	am falschen *Ort* und in falschem *Ausmaß,*
Heterometrie	⎭	das ganze verbunden mit dem *Charakter der Gefahr.*

Um den Inhalt dieser Begriffe wurde 100 Jahre lang gerungen. Wo die Zellengemeinschaft an profunden Mißverständnissen leidet, entstehen – eben durch Störung der Kommunikationsketten – große Katastrophen z. B. eine bösartige Geschwulst. Vitalität bedeutet „Arbeitsfähigkeit des Organismus" (WISSEROTH). Arbeitsfähigkeit ist das potentielle Arbeitsvermögen. Dabei spielen Katalysatoren eine entscheidende, nämlich fördernde Rolle. Es gibt auch selektive Störungen der Katalyse. Die Folgen können sein Alterung, Krankheit, vielleicht Krebskrankheit und Tod. Die Frage, ob Altern eine Krankheit sei, bedarf einer differenzierten Analyse, die den Rahmen der heutigen Stunde sprengen würde.

Erlauben Sie es mir vielmehr, daß ich versuche, Ihnen einen Begriff von den Phänomenen Heterochronie, Heterotopie und Heterometrie zu geben. *Tempus est causa corruptionis,* dieses klassische Wort aus der Philosophie des ARISTOTELES spricht nicht die Zeit im aktuellen Sinne an, sondern die biologische Zeit, und das ist so: Die Geschichte der Menschwerdung reicht viele Millionen Jahre zurück. Dabei mußten aus Gründen, die wir im einzelnen nicht kennen –

wir erinnern uns aber des mosaischen Wortes: Gott schuf den Menschen ihm zum Bilde, zum Bilde Gottes schuf er ihn –

zahlreiche funktionelle und anatomische Neu- und Um-Organisationen stattfinden. Dadurch entstanden neben bestimmten Verbesserungen auch „Konstruktionsschwächen", also Schwachpunkte des anatomischen Apparates *und* Störanfälligkeiten nämlich dort, wo phylogenetisch unterschiedlich alte Gewebe- oder Organteile in eine enge räumliche Nachbarschaft gebracht wurden. Diese durch eine nicht voll angepaßte Reifungsgeschwindigkeit verursachte Heterochronie ist die *tiefere Ursache für bestimmte Störanfälligkeiten*

für Alterungsvorgänge,
aber auch große Organkrankheiten

z. B. des Gehirnes, aber auch des Herzens, ja selbst der menschlichen Plazenta.

Ich will nur andeuten, daß bestimmte und gar nicht seltene Herzkrankheiten:

bevorzugte Lokalisation der Herzinfarkte,
sog. Rechts-Links-Probleme der toxisch-entzündlichen Schädigungsmuster,
aber auch gut bekannte Störungen des Herzrhythmus durch sog. Nebenverbindungen

so, und zwar nur so, nach ihrer Entstehung verständlich gemacht werden können. Was die *Heterotopie* angeht, bitte folgendes: Seit 1934 weiß man, daß das

Produkt aus Systolendauer und Pulswellengeschwindigkeit bei allen Tierklassen zur Länge der Arterien in gleichem Verhältnis steht.

Welche Größe dieser Gleichung verändert wird, es muß eine Störung resultieren, die auf die Dauer ernste Veränderungen verursacht. Sie werden nicht wissen, daß keine Schlagaderwand absolut dicht ist. Während des ganzen Lebens sickern von innen nach außen Blutplasma, Fetteiweißverbindungen, Mineralsalze ein, die lange Zeit, etwa bis zur Lebenswende, nach Passage aller Wandschichten auch wieder abtransportiert wurden. Schließlich treten Hindernisse auf dem Transportweg auf; die Kolloide altern und werden überdichtet; es entsteht das, was man Arteriosklerose nennen kann. Dabei werden die Schlagadern länger. Die Gleichung kann nicht mehr stimmen. Der Herzmuskel muß sich anpassen, er wird übergewichtig; Systolendauer und Pulswellengeschwindigkeit werden verändert, es wird Zeit, einen kundigen Arzt zu konsultieren. Der veränderte *topos* war die tiefere Ursache der Erkrankung.

Die *Heterometrie* ist das Kernstück jeder Allgemeinen Pathogenese. Ein Phänomen, da uns Pathologen seit langem bewegt, ist das der Entzündung. Was nach Einwirkung eines Entzündungsreizes entsteht, nennen wir eine Ausgleichsreaktion. Eine faszinierende Gruppe häufiger und wichtiger Störungen ist aus dem Prinzip toxischer Einwirkungen mit bestimmten Affinitäten herzuleiten. Paul EHRLICH, der Begründer der experimentellen Chemotherapie um die Jahrhundertwende, entwickelte die Vorstellung von einem distributiven Prinzip. Man müsse chemisch zielen lernen, einmal um Krankheitsursachen, also Erreger und Parasiten, zum anderen um besondere Zellen, also Krebsformationen, auszuschalten. An diesen Fragen wird seit 100 Jahren gearbeitet. Krankheiten durch kritische immunologische Auseinandersetzungen sind unerhört häufig. Denken Sie an Rheumatismus, Hepatitis, Nephritis, an Colitis ulcerosa und Knochenmarkschäden. Denken Sie an die durch Virusbefall erzeugte, erworbene Immunschwäche.

Seitdem wir über monoklonale Antikörper verfügen, ist vieles klarer geworden. Wenn Säugetierzellen gentechnisch umgebaut werden sollen, dienen Viren als Vektoren. Bei der Verschmelzung verschiedener Zellen wird das vollständige Genom einer Zelle übertragen. Dieses Verfahren ist der Schlüsselvorgang bei der Herstellung monoklonaler Antikörper. Monoklonal bedeutet, daß diese Antikörper alle identisch sind. Die Moleküle der monoklonalen Antikörper können auf der Oberfläche rezeptortragender Zellen gleichsam andocken (RITZERT 1989).

„Zu viel" und „zu wenig" gehören zur Heterometrie sowohl sub specie pathogenesis, als auch bezüglich der Erkennung der Krankheitsgestalt.

Die *Gundgesetze der Pathogenese* sind unendlich komplizierter, als ich dies hier und jetzt habe ausdrücken können. Ich hätte auf die Interdependenzen von Mensch und Umwelt in der Entstehung von Krankheiten hinweisen und der behavioristisch erfaßbaren Verhaltensmuster (CHRISTIAN 1973) gedenken können.

Seit den Tagen des Demokrit strebt die Naturforschung von der sinnlichen Erfahrung zur geistigen Durchdringung. Das Experiment irrt nie, wir irren ständig in unseren Urteilen. Denn die eindimensionelle Art unseres Denkens ist überfordert bei der adäquaten Erfassung komplexer Sachverhalte.

Sie kennen die Formulierung von KREHL (1911): Im eigentlichen Sinne gibt es weder Krankheiten noch kranke Menschen als solche. Nur die einzelne, bestimmte Persönlichkeit des Kranken gibt es. Und nur der kann ihr helfen, der sich als Arzt ganz auf diese einstellt (GSELL 1983). Mit dieser Grundhaltung wurde das „Personverständnis im modernen medizinischen Denken" eingeleitet, das für die Heidelberger Schule – KREHL, SIEBECK, v. WEIZSÄCKER – spezifisch ist (P. CHRISTIAN 1952). Danach kommt es also darauf an, von der naturwissenschaftlichen Biologie des Menschen fortzuschreiten zu einer medizinischen Anthropologie. Heilkunde steht immer an den Grenzen des „überhaupt Wißbaren über den Menschen". Sie interpretiert ihn, aber erreicht ihn im Grunde nur ausnahmsweise. Ärztliche Erkenntnisse sind natürlich gebunden an das Wissen der sich wandelnden Zeit. *Medizin ist Kunsthilfe im Kranksein.* So verstanden gewinnt die Geschichtlichkeit des Kranken den Aspekt einer *christologischen Anthropologie.* Dabei kommt die Offenheit der schlichten Sprache als sehr bestimmte Form der Anteilnahme des Arztes an seinen Kanken – die Bipersonalität der Sprache – zum Tragen (P. CHRISTIAN 1952).

Fassen wir zusammen: Naturereignisse und Krankheiten entstehen fast nie aus *einer* Ursache. Aber die Natur muß propria principia juxta erforscht werden, und davon verstehen nur wenige – auch Gutwillige – wirklich etwas. Wer Arzt sein will, muß sich allen Ernstes um eine basale Anthropologie bemühen, wie diese soeben am Beispiel Theoretischer Pathologie durch Paul CHRISTIAN (1989) dargestellt wurde. Im Sinne eines ontologischen Krankheitsbegriffes, der letzten Endes bis auf PARACELSUS zurückreicht, besteht das wahre Wesen einer Gesundheitsstörung in der Abwandlung der einer „spezifischen Krankheit", d. h. einer psychophysischen Grundhaltung entsprechenden Idee (PAGEL 1980a). Nun kann man freilich argumentieren, daß der Mensch als Glied der Schöpfung ein Produkt blinder Zufälle oder bitterer Notwendigkeiten wäre (BRESCH 1978). Man brauche also gar nicht nach einer Idee im Sinne PLATONS oder einem Typus im Sinne GOETHES zu suchen. Wer so argumentiert, hat nie eine ethischen Maximen verpflichtete ärztliche Tätigkeit in eigener Verantwortung ausgeübt. Denn wir können der dem Genus homo eigenen Vieldimensionalität in den Tagen der Krankheit nicht ausweichen (v. ENGELHARDT und SCHIPPERGES 1980). Es geht mir also um den problemgeschichtlichen Aspekt, der charakterisiert ist durch die konvergenten Bedingungskomplexe der Pathogenese.

Sauberes methodisches Denken und die Mühe der Begriffsbildung waren selten Sache der Mediziner (Kurt SCHNEIDER 1938). Es ist also ausgeschlossen, den Gesetzen der Thermodynamik zu entrinnen. Leben ohne Krankheit gibt es nicht. Auch wenn es gelingen mag, die durchschnittliche Lebenserwartung weiter zu steigern, was ich für wahrscheinlich halte, Leben ohne Tod wird es nicht geben. Zu den wichtigsten Stufen geistiger Entwicklung gehört der Erwerb einer klaren Erkenntnis über die Stellung des Menschen im Kreis der belebten Natur. So verstanden erscheint jede Bitternis über die Vergänglichkeit des materiellen Seins als Ausdruck einer nicht voll erreichten geistigen Reife. Die unablässige gedankliche Durchdringung aller erörterten Fragen gibt dem Menschen, der es gewohnt ist, sein Leben kritisch zu sehen, eine starke innere Freiheit. Menschliche Lebensformen scheinen in ihren natürlichen Bedingungen von der ästhetischen Grundfunktion der geistigen Haltung mitbestimmt zu werden. Zum Heilsein eines Menschen in einem höheren Sinne gehört die Fähigkeit, „eine Krankheit anzunehmen". Des Menschen Leben erschöpft sich nicht in die bloße Zeit, sondern ist ein geistiges, steht es schon jetzt in der Ewigkeit!

Für diejenigen, welche in diesem Haus Verantwortung tragen, mag gelten

Psalm 119 Vers 165
„Großen Frieden haben, die dein Gesetz lieben;
sie werden nicht straucheln".

Für die aber, welche Heilung und Hilfe suchen, sollte bedacht werden

Hebräer 13₅
„Ich will Dich nicht verlassen noch versäumen!"

Literatur

BUBER, M.: Das Problem des Menschen. 5. Auflage. Heidelberg: Lambert Schneider 1982
CHRISTIAN, P.: Das Personverständnis im modernen medizinischen Denken. Tübingen: J. C. B.
   Mohr (Paul Siebeck) 1952

CHRISTIAN, P.: Medizinische und philosophische Anthropologie. Handb. Allg. Path. Bd. I S. 232. Berlin – Heidelberg – New York: Springer 1969

CHRISTIAN, P.: Interdependenz von Mensch und Umwelt in der Entwicklung von Krankheiten. In: Weltgestaltung als Herausforderung. Freiburg – München: Karl Alber 1973, S. 176

DOERR, W.: Grundlagen der Pathogenese. In: R. GROSS: Geistige Grundlagen der Medizin. Berlin – Heidelberg – New York – Tokyo: Springer 1985, S. 56

GSELL, O.: Hundert Jahre innere Medizin. med welt 34:3 (1983)

KREHL, L.: Eröffnungsrede. Verh. d. Dtsch. Kongresse f. innere Medizin. Wiesbaden 19. April 1911. Band 28:3 (1911)

PETERSEN, H.: Die Eigenwelt des Menschen. Bios. Abhandlungen zur theoretischen Biologie. Bd. VIII. Leipzig: J. A. Barth 1937

RITZERT, B.: Gene, Zellen, Moleküle. Gentechnik, wie sie funktioniert und was sie leisten kann? Frankfurt – München: J. Schweitzer 1987

SCHRIEFERS, H.: Das Leben als molekulare Verständigung. Med. Welt 38:9 (1987)

SIEBECK, R.: Die prämorbide Persönlichkeit. In: C. ADAM und F. CURTIUS: Individualpathlogie. Jena: G. Fischer 1939, S. 16

VOGEL, Fr.: Wir sind nicht die Sklaven unserer Gene. mannheimer forum 84/85. Mannheim: Fa. Boehringer 1984/85, S. 61

WEIZSÄCKER, V. v.: Individualität und Subjektivität. In: C. ADAM und F. CURTIUS: Individualpathologie. Jena: G. Fischer 1939, S. 51

WISSEROTH, K. P.: Altern und Krebs in chemischer Sicht. Stuttgart: Verlag Dr. Flad 1983

Über die Pathogenese*

Die Frage nach den *Prinzipien* der Pathogenese erscheint vielen Ärzten sehr trivial, den meisten Pathologen aber schwierig. „Richtige" Pathologen trennen Ätiologie und Pathogenese. Erstere ist die Lehre von den eigentlichen Krankheitsursachen, Letztere beschäftigt sich mit der Biotechnik. Die Pathogenese untersucht die Frage: Wie wird man krank, welche Bedingungskomplexe gibt es?

Lassen Sie mich so vorgehen:

A) Ich knüpfe an einige Fragen an, die uns schon früher (M. EIGEN) begegnet waren. Ich versuche also, die grundsätzlichen Prämissen in ärztlicher Sicht zu zeichnen, mit denen man vertraut sein muß, will man die Voraussetzungen von Leben und Gesundheit, von Krankheit und Alterung erörtern.
B) Ich will den *„substantiellen Apparat"* der formalen Pathogenese durch eine Reihe von Beispielen charakterisieren.
C) Endlich möchte ich ein Wort zur *Situationskritik* wagen, d. h. etwas sagen über anthropologische Medizin und Menschenverständnis.

Zu A):

Die Struktur unserer Welt läßt sich in einer logischen Sprache beschreiben. Das Buch der Natur ist nach GALILEI in mathematischer Sprache geschrieben. Die Zugehörigkeit des Menschen zur Biosphäre ist unbestritten. Unser Leben ist eingebettet in die Entwicklung des Universums. Die Theorie der Evolution ist das tragende Prinzip der aktuellen Biologie. Die moderne Evolutionstheorie erhebt den Anspruch, daß sie im wesentlichen die Gesetze kennt, nach denen sie sich abgespielt hatte. Es gibt keinen grundsätzlichen Zweifel an der Gültigkeit der Evolutionslehre. Sie ist konkurrenzlos. Es gibt keine theoretische Alternative, die man ernst nehmen kann. Im Sinne des Philosophen Karl POPPER braucht für die Richtigkeit einer Theorie dann kein eigentlicher Beweis geführt zu werden, wenn der Nachweis gelungen ist, daß die Theorie alle Versuche, sie zu widerlegen – sie zu falsifizieren – erfolgreich überstanden hat (DOERR 1983).

In der *Geschichte des Kosmos* sind „Gestalten" entstanden, die vorher nicht da waren (v. WEIZSÄCKER 1975). Die Gestaltentstehung ist mit dem 2. Hauptsatz der Thermodynamik vereinbar. Bei niederen Temperaturen ist auch in der physikalischen Chemie der Zustand des thermodynamischen Gleichgewichtes ein solcher von

---

* Vorlesung im Wintersemester 1988/1989 vor Hörern aller Fakultäten, Heidelberg

„Gestaltenreichtum" und nicht von „Gestaltenarmut". Alles Leben entwickelt sich aus einem gemeinsamen Ursprung (KÜPPERS 1980/81).

Die organismische Theorie betrachtet die Existenz des Lebens von einem systemanalytischen Standpunkt aus. *Lebende Systeme* gelten als thermodynamisch offene Systeme (v. BERTALANFFY 1965). Ihre Grundeigenschaften sind (1.) Metabolismus, (2.) Selbstreproduktivität und (3.) Mutabilität. Lebende Systeme besitzen auch invariate Eigenschaften (PRIGOGINE 1980; KÜPPERS 1980/81). Es ist das Verdienst von PRIGOGINE, der verallgemeinerten Thermodynamik offener Systeme eine Form gegeben zu haben, die es gestattet, komplizierte Erscheinungen, wie die Übergänge von einer Gleichgewichtsstruktur auf eine dissipative Struktur zu erfassen (TRINCHER 1981). Durch das Auftauchen irreversibler Prozesse entstehen Strukturen, die weit von einem Gleichgewicht im Sinne der physikalischen Chemie entfernt sind. Wenn biologische Systeme durch eine Informationsgröße beschrieben werden, kommt eine enge Beziehung zwischen Entropie und Organisation in's Spiel (TRINCHER 1981).

> Der Physiker ist wie ein in einem Netz gefangener Fisch, ein Netz, das aus den Gesetzen der nichtlebenden Natur geknotet ist. Der Biologe ist wie ein in den Höhen kreisender Vogel, der alles Leben aus weiter Sicht überschaut, der sich ihm aber nicht nähern und die physikalische Natur in ihm erfassen kann (TRINCHER 1981).

Wir Mediziner haben uns vor zwei Dingen zu hüten, *dem physikalischen Biologismus* und dem *biologischen Physikalismus*. Wir müssen unsere eigene Sprache sprechen und unsere Begriffswelt in Ordnung halten. Hans MOHR (1982) drückte das so aus: Kausale Erklärungen gehören in die Physik, funktionale in die Biologie. Die Evolution scheint kein Ziel zu verfolgen. Andererseits müssen wir betonen, für die Gestaltung des Lebens ist die Erwartung der Zukunft konstitutiv. Die Evolutionstheorie erklärt Anpassung und Fortschritt, sie erklärt die Existenz lebender Fossilien ebenso elegant wie die Tatsache, daß die allermeisten Evolutionslinien wieder ausgestorben sind (MOHR 1983).

> Sie kennen das GOETHE-Wort: Leben ist die schönste Erfindung der Natur, und der Tod ist ihr Kunstgriff, viel Leben zu haben.
> Es ist, als ob der Alte in Weimar Charles DARWIN hätte den Weg bereiten wollen.

Im Rahmen einer Generaldebatte über Evolution auf der Tagung der Leopoldina in Halle (1975) hatte M. EIGEN von einer *„gewissen zeitlichen Vorzugsrichtung"* der evolutiven Ereignisabfolge gesprochen. Obwohl Mutation und Rekombination richtungslose Mechanismen sind, besitzt die Evolution gleichwohl eine Richtung, die ihr durch Selektionsdrucke verliehen wird (MAYR 1975). Die Richtung der Evolution kann von einer bewußtseinsähnlichen Tendenz bestimmt werden (POPPER 1979). *Selektionen als solche sind nicht deterministisch, sie sind probabilistisch.* Das *Gen* ist die Einheit der Vererbung, das *Individuum* die Einheit der Selektion, die *biologische Art* ist die Einheit der Evolution. An allen drei Bezugsgrößen kann die Pathologie angreifen; Gen, Individuum und Species repräsentieren die Elemente des *somatischen Fatum*. Was die lebendige Masse von der anorganischen Welt unterscheidet, ist die Speicherung von Erfahrungen und deren Weitergabe an spätere Generationen durch das genetische Programm.

Gibt es Störungen des genus homo, gibt es Alterationen des rezenten (modernen) Menschen, die etwas mit der Evolution, also unserer Stammesgeschichte, zu tun haben? Über die *klassischen Beispiele* der *Erbpathologie,* also die Folgen genetisch bedingter Defekte, möchte ich jetzt nicht sprechen. Ich möchte aber zwei Kardinalphänomene herausstellen, die ohne Zweifel mit der Herkunft und Entwicklung des Menschen zusammenhängen, aber in eben diesen pathogenetischen Bedingungen kaum verstanden sind. Ich meine die Folgen sogenannter Heterochronie und unsere Einbindung in einen bestimmten zellulären Individualzyklus. *Worum handelt es sich?*

Robert RÖSSLE hatte in ASCHOFFs Lehrbuch 1936 auseinandergesetzt, daß zu den Merkmalen krankhafter Störungen Heterochronie, Heterotopie, Heterometrie, – es träte irgendetwas zur falschen Zeit, am falschen Ort und in falschem Ausmaß auf –, gehören würden. *Tempus est causa corruptionis,* dieses klassische Wort aus der Aristotelischen Philosophie spricht nicht die Zeit im Sinne der Physik, sondern *sub specie pathologiae* die biologische Zeit an.

Cécile und Oskar VOGT, Berlin-Buch und Neustadt (Schwarzwald), haben in ihrer Schlüsselarbeit „Zur Kenntnis der pathologischen Veränderungen des Striatum und des Pallidum" (Heidelberger Akademie der Wissenschaften 1919) den Grundstein dafür gelegt, daß verständlich wurde, daß räumlich benachbarte, aber phylogenetisch unterschiedlich alte Gehirngewebsanteile eine verschiedene Pathoklise besitzen. Die differente Pathibilität des Prisco- und des Neo-Striatum für Morbus Wilson und Chorea Huntington war von Stund an plausibel.

Derlei ohne Kenntnis der Stammesgeschichte ganz unverständliche Verhaltensmuster sind für verschiedene Organe erarbeitet, aber weitgehend unbekannt. Ich will versuchen, Ihnen einen Begriff von der *Heterochronie* in der Architektur unseres Herzens zu geben. Das primitive Wirbeltierherz zeigt eine veno-arterielle, träge, peristaltische Kontraktion. Es ist metameral gebaut, es hat keine Scheidewände. Bluttransport sowie Art und Ort der Sauerstoffaufnahme stehen in einem inneren Verhältnis. Amphibien haben ein Hautatmungsherz, Reptilien komplizierte Herzformen mit zwei Aorten, Vögel und Säuger ein Lungenherz mit voller Atmungskapazität. Erdgeschichtlich fallen die Umbauvorgänge in das Devon, als die Eroberung der Festlandmassen durch Amphibien und Reptilien in Szene ging. Die für uns wichtigen Formen zwischen Reptilien und Säugern lebten in der Kreidezeit. Jetzt ist eine Zweiteilung des Herzens entstanden, aus dem Rohr wurde eine Schleife und daraus ein kompakter muskulärer Hohlkörper. Jetzt kam es zu einer Umschlingung von arteriellem und venösem Blutstrom, zu einer Parallel- und Austauschschaltung von Lungen- und Körperkreislauf. Die Herzen arbeiteten jetzt rhythmisch, eine spezifische Muskulatur war entstanden. Die komplizierten Umbauvorgänge hatten zur Folge, daß aus dem Hintereinander bestimmter Abschnitte ein Nebeneinander besonders der Kammeranlagen, aus dem schlauchförmigen Rohr ein kompakter Muskelkörper wurde. Die Folge hiervon mußte eine Heterochronie sein: Die definitive rechte Herzkammer ist die primitive geblieben, ihre Wand stellt das Prisco- (oder Paläo)-Myokard dar; die definitive linke Kammer ist mit einer früher *so* nie ausgeübten Funktion betraut worden. Denn an die Stelle eines laminären Flüssigkeitstransportes ist eine Verwringung, eine Torsion, getreten. Die linke Kammerwand stellt das Neomyokard dar. Unter der Heterochronie des Menschenherzens verstehe ich die Tatsache, daß phylogenetisch alte und phylogenetisch junge Strukturen zu einer gemeinsamen funktionellen Aufgabe hatten zusammentreten müssen, ohne daß die Reifegrade der Bausteineinheiten hätten chronologisch adaptiert werden können.

Mit dieser Situation hängt die Pathogenese *dreier Krankheitsgruppen* zusammen:

Das Rechts-Links-Problem der Schädigungsmuster am fertigen Menschenherzen,
die bevorzugte topographische Bindung der Herzinfarkte,
die Lokalisation der atrioventrikulären Nebenverbindungen.

Krankheit kam nicht erst mit dem Menschen auf die Erde; Krankheit schlechthin liegt in der Erwartungsbreite des Lebens. Erlauben Sie ein Wort zum Problem des *Geschwulstwachstums.*

Der Zoologe Jürgen HARMS hatte vor 60 Jahren darauf aufmerksam gemacht, daß man alle tierischen Lebewesen dieser Erde in *drei zellulare Individualzyklen* einteilen könnte. Danach hätte man zu unterscheiden:

labile regulative Tierformen mit ausgezeichneter Regeneration, Geschwülste kommen dort nicht vor;
halbstabile Tierformen mit unvollständigen regeneratorischen Fähigkeiten; Geschwülste kommen reichlich vor;
stabile Tierformen ohne jede Regeneration, Geschwülste sind nicht bekannt.

Nur halbstabile Tierformen sind tumorfähig; es handelt sich um Mollusken, Arthropoden und Chordaten. Hierher gehört auch der Mensch. Bei allen Vertebraten einschließlich des Menschen also liegen „halbstabile" Zellsysteme vor, die durch eine „inadäquate" Antwort auf einen Reiz Geschwulstgewebe entstehen lassen (PLUGFELDER 1954). Für die pathologische Leistung des cancerogenen Reizes sind möglicherweise mehrere zellulare Schritte erforderlich. Man rechnet mit 7 sukzessiven Mutationen (NORDLING 1953). Daß man aus einem Wirbeltier ein stabiles, d. h. ein zell- oder faserkonstantes Lebewesen oder das Gegenteil, ein labiles mit unerschöpflicher Regeneration machen könnte, ist natürlich ausgeschlossen; aber daß man durch gezielte Eingriffe in das genetische System, sei es durch Mutagenese oder durch künstliche Einführung „neuer genetischer Informationen" besser erkennen könnte, wo, d. h. an welcher Stelle der Chromosomenstruktur, die Fähigkeit lokalisiert ist, eine Cancerisierung der bis dahin intakt gewesenen Körperzellen zu realisieren, dies wäre immerhin denkbar. Man darf von der Gentechnologie wohl keine *direkte* Hilfeleistung erwarten (BÖHME 1975), eine mittelbare, aber sehr wohl. Unsere Zuweisung zu dem Zyklus der halbstabilen Lebewesen ist im Ordovizium, d. h. vor bald 500 Millionen Jahren erfolgt. Die Entscheidung ist unerbittlich, sie erscheint schlußendlich.

Wir hatten uns mit der historischen Abstammung des Menschen in aller Kürze beschäftigt. Wir hatten versucht, durch zwei Phänomene den fortwirkenden Einfluß der Evolution auf die menschliche Gestalt und deren Störungen zu charakterisieren. Die Heterochronie greift in die Organdisposition ein, sie bestimmt Pathoklise und Pathibilität. Die durchgreifende Zurordnung tierischen Lebens zu einem von drei zellularen Individualzyklen bestimmt unser Schicksal.

Zu B):
Ich möchte versuchen, den konventionellen Apparat der formalen Pathogenese durch Beispiele aus dem ärztlichen Alltag zu skizzieren. Zunächst ein Wort zur

Arteriosklerose. Vor über 50 Jahren, auf der Tagung der Deutschen Gesellschaft für Physiologie (Göttingen 20. bis 23. September 1934) fand eine Debatte zwischen Philipp BROEMSER und Hermann REIN über die zentrale Frage – Abstimmung zwischen physiologischen Konstanten des Gefäßsystemes und der Herztätigkeit – statt. Am Ende fand sich eine *Gleichung:* Das Produkt aus Systolendauer und Pulswellengeschwindigkeit steht bei allen Tierklassen zur Länge der Arterien in gleichem Verhältnis. Hierin steckt eigentlich die ganze Pathologie. Denn welche Größe dieser Gleichung – Systolendauer, Pulswellengeschwindigkeit, Länge der Arterien – verändert wird, immer muß eine Störung resultieren, die im Fortgang der Zeit pathologisch-anatomisch definiert werden kann. Allen Blutgefäßen eignet ein *gemeinsames Konstruktionsmerkmal,* sie bestehen nämlich aus *Endothel* und *Accessoria.* Die bauliche Gestaltung der Accessoria macht den Typus eines Gefäßes aus.

Wenn wir alle diejenigen Arterien wiegen, die man von Hand präparieren kann, so findet man ein Gewicht von 300 bis 400 g. Das Gewicht unseres Herzens liegt in vergleichbarer Dimension. Es besteht also eine Harmonie der Phase, denn Herzgewicht und Schlagadergewicht müssen einander entsprechen.
Die Aorta eines Jünglings wiegt 80 g, die eines 80Jährigen 300 g. Wie kommt das? Wir besitzen zahlreiche Indizien:

a) daß keine Schlagaderwand absolut dicht ist,
b) daß fortwährend von innen nach außen eine Einsickerung von Bestandteilen des Hauptblutstromes statthat,
c) daß normalerweise und in jungen Jahren die Substanzmengen, welche über die innere Oberfläche permeieren, nach Passage aller Wandschichten von den kleinen Venen und Lymphbahnen der Umgebung aufgenommen und abtransportiert werden; und daß
d) jenseits der Lebenswende durch Erschwerung des Transportweges durch Alterung der Kolloide der Grundsubstanz der Media, d. h. durch Verengerung der Porengröße des Molekularsiebs, eine Krise einsetzen kann.

Die Störanfälligkeit einer in dieser Weise einem stofflichen Maximum zugeführten Arterienwand ist außerordentlich. Es resultiert ein Stoffaufstau, die Endothelgarnitur wird defekt, Blutplättchen werden sedimentiert und zerfallen, Plättchenstoffe induzieren eine Proliferation der glattmuskulären Intimazellen, die von der allgemeinen Stoffwechsellage chemisch abhängigen Qualitäten der Insudate rufen eigene zellulare Mechanismen besonders an der Intima-Media-Grenze hervor. Es handelt sich also um ein komplexes Geschehen, dessen pathogener Grundvorgang die Stoffpermation ex centro in peripheriam et ab intima in adventitiam darstellt.

Etwas ganz anderes ist eine bei jungen Männern vorkommende, mit münzenförmig-umschriebener Wucherung der zellreichen Innenhäute bestimmter Schlagadern (z. B. der Herzkranzarterien) einhergehende Verengerung der Lichtung. Nikotinabusus, fieberhafte Allgemeininfektion, krisenhafte Umstellung neurohormoneller Regulationen, psychophysische Belastungen, extrem hoher arterieller Blutdruck sind ursächlich wichtig. Die Zellproliferate sind gegen Zweit- und Rezidivbelastungen empfindlich. Es entstehen Quellungsnekrosen mit sekundärer Abscheidungsthrombose. Man kann also mindestens zwei Grundformen sogenannter Arteriosklerose auseinanderhalten, eine über Jahre verlaufende, altersgebundene, benigne und eine besonders bei jüngeren Individuen auftretende, schubweise akzentuierte, maligne. Ähnliche Veränderungen kann man in der ganzen Wirbeltierreihe beobachten.

Ein anderes Pöhänomen, das die Pathologen seit 200 Jahren bewegt, ist das der *Entzündung*. Sie bedeutet formal betrachtet „Aufeinanderfolge bestimmter Symptome", welche – alles in allem – ungewöhnlich sinnfällig sein kann. Entzündung entsteht durch „Angriff" und „Verteidigung", jedoch zeitlich und örtlich abhängig von dem „Entzündungsreiz" und besonders von der „Pathibilität" der befallenen organismischen Strukturen. Wertend und deutend gesprochen geht es darum, einen bestimmten „Insult" des Gewebestoffwechsels zu kompensieren. Was im Gewebe nach Einwirken des Entzündungsreizes vor sich geht, kann man als Ausgleichreaktion verstehen. Die dabei ablaufenden Vorgänge nannte RÖSSLE parenterale Verdauung (1923). Diese Ausgleichsreaktion ist nach VIRCHOWS Worten ausgezeichnet durch Schnelligkeit, Gewalt und den besonderen Charakter der Gefahr.

Der Schauplatz der Vorgänge, die den Ablauf einer Entzündung am besten erkennen lassen, ist das System der feineren Blutgefäße. Julius COHNHEIM hat vor 100 Jahren die Kreislaufstörungen „in" der Entzündung erarbeitet. Er betont, daß Vermehrung der örtlichen Blutfülle und gesteigerte Permeation von Blutflüssigkeit und Zellen die stoffliche Auseinandersetzung mit der eigentlichen Entzündungsursache einleiten. Um die Erkennung des biotechnischen Details wird bis zur Stunde gerungen. Die in der Konvergenz der elektronenmikroskopischen, fluoreszenzmikroskopischen, immunchemischen und molekularpathologischen Untersuchungen gewonnenen Daten haben eine Wunderwelt feinster Bewegungsabläufe offenbart. Danach ist es wahrscheinlich, daß die Zellulation in einem entzündlichen Erguß vorwiegend aus der terminalen Strombahn kommt (MARCHAND, EHRICH, FLOREY). Der Italo-Amerikaner Prof. Guido MAJNO hat die historischen Bemühungen mit den modernen experimentellen Daten konfrontiert. Danach darf gelten, daß das Urphänomen Entzündung beim höheren warmblütigen Tier und beim Menschen am Ufer der terminalen Strombahn einsetzt. Durch Autoradiographie sind die Wanderwege der Eiterkörperchen im Entzündungsfeld objektiviert und in der von Richard THOMA schon 1873 vitalmikroskopisch erschlossenen, zeichnerisch festgehaltenen Form bestätigt worden.

Eine faszinierende Gruppe häufiger und wichtiger Störungen der Gesundheit ist aus dem Prinzip *toxischer Einwirkung mit bestimmt-charakterisierbaren Affinitäten* herzuleiten. Wir sprachen von COHNHEIM. Aus seiner Schule sind Carl WEIGERT, der spätere Frankfurter Pathologe, und Paul EHRLICH – ein Vetter von WEIGERT – hervorgegangen (1872–1878). EHRLICHS Beziehungen zu unserem Fach sind außerordentliche. EHRLICHS Arbeiten, die für die Allgemeine Pathologie nutzbar geworden sind, sprechen folgende Themenkreise an:

Histochemie: Anilinfarben, Glykogendarstellung, Methylenblau;
das Sauerstoffbedürfnis des Organismus;
experimentelle Geschwulstforschung;
morphologische Befunde bei toxischer Dosierung verschiedener Pharmaka.

Ich kann nur weniges anklingen lassen: Vitalfärbung lebender Zellen, Darstellung des Prinzips der Verbindungen von Nervenzellen und deren Fortsätzen mit- und untereinander durch Contiguität; Vorwegnahme also der Neuronentheorie (schon 1885); Beschreibung also des Schauplatzes der heute so bezeichneten Neurotransmitteraktionen und deren Blockaden; Darstellung der Abhängigkeit von Farbreaktionen von der Reichlichkeit des anwesenden Sauerstoffs. Ich nenne besonders die Methylenblaustudien. Sie markieren die Oxydoreduktionsorte im Gewebe; man kann mit dem Phenothiazinring „chemisch zielen"; Methylenblau hatte eine analgetische Wirkung; es wurde im Kampf gegen Malaria verwendet; es unterdrückt allergische Reaktionen; es induziert – wie man natürlich erst jetzt weiß – die Interferonbildung.

Für heute mag gelten: Wir verdanken Paracelsus den Erfahrungssatz: Corpora non agunt nisi soluta. Paul EHRLICH lehrte uns: Corpora non agunt nisis fixata. Er sprach von einem *distributiven Prinzip,* d. h. ein Verteilungsgesetz bei der Applikation chemischer Stoffe im weiteren Sinne. Bei der Suche, auf welche Weise die Bindungsgängigkeiten biochemisch realisiert werden könnten, konzipierte er den Begriff des *Rezeptors.* EHRLICH nahm an, daß im Protoplasma der Zellen oder aber an und in den Zellmembranen Gruppen von Molekülen angesiedelt werden könnten, welche in der Lage wären, Stoffe chemisch zu binden. Es gäbe verschiedene Formen von Rezeptoren.

Wer die Quellen kennt, weiß, daß diese klassischen Arbeiten die Vorwegnahme der aktuellen Fragen und Begriffe: Marker, Lektine, Cytoskelett und ähnliches bedeuten. Auf dem Boden dieser Arbeiten erwuchs die *Seitenkettentheorie.* Bezüglich der Immunologie formulierte EHRLICH 4 Leitgedanken:

das Prinzip der immunologischen Spezifität,
das Prinzip der Komplementarität
  die antigene Determinante paßt genau zur Bindungsstelle
Vielfältigkeit der Antikörper,
Prinzip der Selektion
  d. h. die Antikörper werden entweder nach der *Instruktionstheorie* oder durch *Induktion,* d. h. durch die novo-Eiweißsynthese dadurch in Marsch gesetzt, daß ein Antigen in den Kern einer Plasmazelle eindringt.

Das ist ganz modern; es ist heute lediglich das Prinzip der Klonierung als bestimmendes Element der Induktionsvorgänge hinzugetreten. Krankheiten durch immunokritische Auseinandersetzungen sind unerhört häufig. Keine chronische Organkrankheit ohne immunologische Interpretation. Denken Sie an die Hepatitis, Nephritis, Myokarditis, die Colitis ulcerosa und das Heer der Hämatopathien und Knochenmarkschäden. Aber das ist nicht alles.

Gezielte Giftwirkungen bedienen sich gelegentlich des Prinzips der *kompetitiven Hemmung.* Erlauben Sie, daß ich ein einfaches experimentelles Beispiel präsentiere. Wenn man kleinste Dosen von α-Aminoäthylthiobuttersäure, also das Äthylhomologe von Methionin, einem Versuchstier, etwa einer Ratte, subkutan appliziert, sieht man nach Minuten in den Organen mit dem größten Eiweißumsatz eigenartige Veränderungen. Die mit der Synthese der Eiweißkörper betrauten Organellen brechen zusammen. Die Ribonukleoproteingranula verschwinden, das rauhe endoplasmatische Retikulum schmilzt ab, die Lysosomen werden blasig umgewandelt. Wir sprechen von Äthioninpankreatitis, -hepatitis, -orchitis udgl. Äthionin hemmt den Einbau von Methionin und dadurch die Regeneration der RNS. Mutatis mutandis kann man erkennen, daß vergleichbare Vorgänge bei bestimmten Virusinfektionen, – der Coxsackie-Virus-Myokarditis –, ablaufen.

Ein sehr eigenartiger Prozeß eines hohen Gefahrenwertes wird durch die Entfesselung *autodigestiver enzymatischer Potenzen* repräsentiert. Ich meine die peptischen Läsionen von Magen und Duodenum sowie die *tryptische Pankreatitis*. Vergleichsweise selten, jedoch nicht von ungefähr, nach klinisch oft unterschwelligen Oberbaucherkrankungen kommt es zu einem pankreatischen Drama. Gangbaumstenose, voluminöse Mahlzeit, biliopankreatischer Reflux, extrem starker Sekretionsreiz erzeugen eine Aktivierung der sonst nur im Innern der Darmlichtung wirksamen Fermente am falschen Ort, also bereits im Inneren der Drüsenepithelien. Das Organ vernichtet sich selbst, die Folgen sind bekannt. Der Katastrophe geht das steife Zoepffel'sche Ödem voraus, jenes inszeniert die Fermententgleisung. Es ist sehr auffällig und hundertfach experimentell bestätigt, daß die autofermentative Desintegration, offenbar nerval vermittelt, durch eine blasige Umwandlung der Lysosomen im Innern der Azinusepithelien eingeleitet wird. Unsere angelsächsischen Freunde spechen von „suicid bags", vom Auftreten sogenannter Selbstmordbeutel. Die Inhibitormechanismen, die uns sonst vor Autodigestion schützen, fallen aus. Eine wirklich befriedigende Therapie, die in den zellularen Bestand der Zerstörungskräfte eingreifen könnte, haben wir im Augenblick nicht.

Wir hatten von Entzündung, toxischen Mechanismen, Immunreaktionen und Autodigestion gesprochen. Diese wenigen Beispiele erworbener pathischer Vorgänge sollten diejenigen, die uns schicksalshaft auferlegt sind, zu einem Panorama ergänzen. Aber wir müssen einen weiteren Aspekt ansprechen. Ich meine eine abgewandelte Konstitutionslehre im Sinne sogenannter *anthropologischer Medizin*. Bitte erlauben Sie es mir, an diesem Punkt ganz und gar als Heidelberger Mediziner zu sprechen. Ich meine das so: Zu der Zeit, in der die moderne Physik durch Einführung der Begriffswelt sogenannter Akausalität eine ungeahnte Ausdehnung gefunden hatte, fand auch das medizinische Weltbild eine entscheidende Veränderung. Diese bestand in dem Eintritt der Persönlichkeit des Kranken als Forschungs- und Wertungsobjekt in die wissenschaftliche Tagesarbeit. Der *Personalismus* bei KREHL reifte im ärztlichen Erlebnis des Ersten Krieges. In den folgenden Jahren entwickelte sich die Lehre von der psychophysischen Verschränktheit *aller* krankmachenden Bedingungen. Körperliche, seelische, sozio-kulturelle und Umweltfaktoren besitzen „Interdependenzen" (CHRISTIAN). Sozio-kulturelle Einflüsse auf die Auslösung des Herzinfarktes (dessen Lokalisation phylogenetisch vorgezeichnet ist, dessen eigentliche Entstehung aber individual-pathologisch ermöglicht wird!) scheinen größer als rassisch-genetische. Der somatotone extraversive Charakter visuell-motorisch engagierter Männer auf der Höhe des Lebens, welche ihren Reizhunger unbewußt, vielfach durch Zigarettenrauchen stillen, werden das Opfer ihrer Coronarverschlüsse. Die Persönlichkeitstypen der modernen Gesellschaft, bei denen neurotoide psychodynamische konflikthafte Entwicklungen unvermeidlich zu sein scheinen, bleiben jahrelang unauffällig, weil sie sozial gut eingepaßt sind. Streben nach Erfolg und sozialer Billigung bei gleichzeitiger Tendenz zur Sicherheit tragen ihr Leben. Derlei realitätsorientierte, im Grunde expansive Persönlichkeiten mit der Fähigkeit zur Zurückdrängung emotionaler Impulse gelten als Leitbilder unserer Gesellschaftsverfassung. Wenn diese Menschen aus dem selbstgeschaffenen Ordnungsgefüge ausbrechen, werden sie das Opfer ihrer Ehrgeizhaltung, sie erliegen einem Herzinfarkt. Viele Coronarkranke sind leistungsgebunden. In dieser Linie – so oder so ähnlich – entwickelt sich die pathogenetische Leistung der sogenannten Risikopersönlichkeit (CHRISTIAN).

Was mich als Pathologen an der *Neuen Anthropologie* (GADAMER und VOGLER 1972) am meisten bewegt hat, ist dies: Es wird nicht bestritten, daß der menschliche Körper in seinen morphologischen Eigenschaften wie ein physikalisches oder biochemisches System beschrieben werden kann. Es wird aber festgestellt, daß eine solche Analyse objektiver Art *einen* komplementären Aspekt verbirgt, die *thematische Ordnung* der leiblichen Phänomene im Sinne von BUYTENDIJK. Dies aber ist der springende Punkt. Denn Ordnung ist weder Kraft, noch Energie, noch Stoff. Sie bedarf aber dieser, um sich zu manifestieren. Eine Anthropologie als Ganzes umfaßt sowohl die somatische Medizin als auch die medizinische Psychologie. Sie arbeitet mit dem Begriff des Phänomenalen. Sie beruht auf zwei Richtungen. Erstere ist vorwiegend der kausal-naturwissenschaftlichen, letztere der hermeneutischen Arbeitsweise verpflichtet. Die Strukturanalyse des Körpers (Anatomie) und die Kausalanalyse (Physiologie) lassen nur die Bedingungen einer Leistung, gleichsam die apparativen Voraussetzungen seines Verhaltens erkennen. Man kann also aus der pathologischen Anatomie und Physiologie nicht das menschliche Verhalten in Tagen der Krankheit erklären, aber die Bedingungen seiner Möglichkeiten und Unmöglichkeiten. Ebensowenig aber ist es Seele oder Geist, die statt dessen als Erklärungsprinzip gelten dürfen. Hier verdämmern die Konturen einer Pathogenese unter fernen Horizonten, jedenfalls aus der Sicht des „gelernten" Pathologen.

Wie kommt dies? Ich muß noch einmal zurückkehren zur Stammesgeschichte der Hominiden, so erstaunlich das erscheinen mag. Die aus der Evolution der Hominiden überkommene geistige Kraft reichte aus, die Struktur der Welt zu verändern. Die genetische Evolution unserer Vorfahren in den letzten 2 Millionen Jahren war in erster Linie eine solche des Gehirns. Ernst MAYR formulierte das so: Vor etwa 3 Millionen Jahren hatten unsere Ahnen eine Schädelkapazität von 400 ml; in $2^1/_2$ Millionen Jahren sei ein Anstieg auf 1500 ml erfolgt. Dies sei der schnellste evolutive Vorgang, der je bekannt wurde. Dennoch muß gesagt werden: Unsere angeborenen kognitiven und Handlungsstrukturen sind im wesentlichen entstanden als Anpassung an die Umwelt des späten Pleistozän. Diese Entwicklung wurde limitiert durch die Verfügbarkeit von Signalen bestenfalls des Paläolithikum. Mit anderen Worten: Die cerebrale Entfaltung wurde den sozio-kulturellen Bedingungen des Cromagnon-Menschen angepaßt.

Die Selektion hatte für uns die der Natur gemäßen Denkmuster ausgelesen. Dieser Menschenverstand ist nicht dazu geschaffen, das Verhalten der komplizierten Sozialsysteme unserer heutigen Welt zu begreifen (MOHR 1982; 1983). Es ist eigentlich selbstverständlich, daß in dem Maße, in dem die großen organisch-mechanischen Krankheiten zurücktreten, alle diejenigen Störungen deutlich und vielleicht beherrschend werden müssen, die man „Erschöpfungsfolgen" der somatischen Konstitution oder als „Anpassungsschwächen" im Sinne sogenannter Behaviour science verstehen kann.

Wer die Fragen sogenannter Pathogenese durchdenkt, stößt, ob er will oder nicht, auf die *Überlebensfrage* des genus homo. Pathologen sind endogene Optimisten, anders können sie ihren Beruf nicht ausüben. Ich weiß nicht, ob Sie die Arbeiten von Hugo SPATZ über die progressive Zerebration kennen. Er hat auf die Inadäquanz zwischen cerebraler Leistungspotenz und Leistungsentfaltung hingewiesen. Er hat

uns gezeigt, daß im basalen Neocortex, an der Unterseite von Stirn- und Schläfen-
hirn, einem phylogenetisch jungen Gebiet, sehr betonte Impressiones digitatae der
vorderen und mittleren Schädelbasis liegen, die den Verdacht nahelegen, daß eben
diese Großhirnareale den Höhepunkt ihrer Entfaltung noch nicht überschritten
haben. Dies könnte bedeuten, daß die cerebrale Leistungspotenz eine Steigerung
erfahren kann. Die Zukunft der Menschheit braucht also nicht pessimistisch
beurteilt zu werden.

Lassen Sie mich schließen mit der Bemerkung: Gesundheit, d. h. störungsfreies
Leben, ist auf die Länge unseres Daseins nur unter Aufbietung aller Regulationen
gewährleistet. Krankheit ist aus allgemeiner, aus physikochemischer Sicht, aus
Gründen der Gesamtorganisation dessen, was wir Evolution nennen, der wahrscheinlichere Fall. Wer dies nicht sieht, wer sich nicht innerlich auf alle Konsequenzen einstellt, lebt in einer Welt, die unwirklich ist. Ich halte es mit Christian
Fürchtegott GELLERT (1715–1769):

„Ich hab' in guten Jahren des Lebens Glück erfahren
und Freuden ohne Zahl,
so will ich mich gelassen, jetzt auch in Leiden fassen,
welch Leben hat nicht seine Qual?"

Literaturverzeichnis

BERTALANFFY, L. v.: Die Biophysik offener Systeme. Naturw. Rundschau 18:467 (1965)
BÖHME, H.: Gezielte Eingriffe in das genetische System. Nova Acta Leopoldina NF 42 Nr. 218:299
    (1975)
BUYTENDIJK, F. J. J.: Wege zu einer anthropologischen Physiologie. Internist 5:147 (1964)
BUYTENDIJK, F. J. J.: Prolegomena einer anthropologischen Physiologie. Salzburg: Müller 1967
COHNHEIM, J. J.: Neue Untersuchungen über die Entzündung. Berlin: A. Hirschwald 1873
CHRISTIAN, P.: cf. W. DOERR in: Ruperto-Carola 61:51 (1976); dort Lit.!
DOERR, W.: Ehrlichs Bedeutung für Histophysiologie und Geschwulstforschung. Dtsch. med.
    Journal 5, Heft 7 (1954)
DOERR, W.: Evolutionstheorie und pathologische Anatomie. Verh. Dtsch. Ges. Path. 67:663
    (1983)
EHRLICH, P.: cf. DOERR 1954
EHRICH, W.: Entzündung. In: BÜCHNER, F., LETTERER, E. und F. C. ROULET: Handbuch Allgemeine
    Pathologie Band 7, Teil I, S. 1–324. Berlin – Göttingen – Heidelberg: Springer 1956
EIGEN, M.: Rundtischgespräch. Evolution. Nova Acta Leopoldina NF 42 Nr. 218:398 (1975)
FLOREY, H.: cf. Ehrich
FLOREY, H. W. and L. H. GRANT: J. Path. Bact. 82:13 (1961)
GADAMER, H.-G. und P. VOGLER: Neue Anthropologie. Stuttgart: Thieme 1972
HARMS, J. W.: Individualzyklen als Grundlage für die Erforschung des biologischen Geschehens.
    Schriften d. Königsberger Gelehrten Gesellschaft, 1. Jahrgang Heft 1, S. 1. Berlin:
    Verlagsgesellschaft 1924
KREHL, L. v.: Personalismus, Lit. ausführlich in P. Christian, in: Handbuch Allgemeine
    Pathologie Bd. I, S. 232. Berlin – Heidelberg – New York: Springer 1969
KÜPPERS, B. O.: Evolution im Reagenzglas. mannheimer forum 1980/81., S. 47. Boehringer
    GmbH Mannheim
MAJNO, G.: The healing hand. Cambridge (Mass.): Havard Univ. Pre-s. 1975

MAJNO, G.: In: Rian, G. B. and G. Majno: Inflammation. Michigan: The Upjohn Company 1977

MARCHAND, F.: Die Herkunft der Exsudatzellen. In: KREHL, L. und F. MARCHAND: Handbuch Allgemeine Pathologie Bd. 4, Abt. 1. Leipzig: S. Hirzel 1924, S. 287

MAYR, E.: Wie weit sind die Grundprobleme der Evolution gelöst? Nova Acta Leopoldina NF 42 Nr. 218:171 (1975)

MAYR, E.: Rundtischgespräch. Evolution. Nova Acta Leopoldina NF 42 Nr. 218 S. 411 (1975)

MAYR, E.: The growth of biological thought. Cambridge (Mass.) and London (UK): Harvard Univ. Press. 1982

MOHR, H.: Leiden und Sterben als Faktoren der Evolution. Zeitwende 53:129 (1982)

MOHR, H.: Evolutionäre Erkenntnistheorie – ein Plädoyer für ein Forschungsprogramm. S'ber. Heidelb. Akad. Wissenschaften, mathemat.-naturw. Klasse, Jahrgang 1983, 6. Abh. Berlin – Heidelberg – New York – Tokyo: Springer 1983

NORDLING, C. O.: A new theory on the cancer-inducing mechanism. Brit. J. Cancer 7:68 (1953)

PFLUGFELDER, O.: Geschwulstbildungen bei Wirbellosen und niederen Wirbeltieren. Strahlentherapie 93:181 (1954)

POPPER, K. R.: Ausgangspunkte. Hamburg: Hoffmann und Campe 1979

PRIGOGINE, I.: Vom Sein zum Werden. München und Zürich: Piper 1979 2. Auflage: 1980

PRIGOGINE, I.: Zur Entropie und der Evolutionsbegriff in der Physik. mannheimer forum 1980/81, S. 9. Boehringer GmbH Mannheim

RÖSSLE, R.: Referat über Entzündung. Verh. dtsch. path. Ges. 19:18 (1923)

RÖSSLE, R.: Innere Krankheitsbedingungen. In: L. ASCHOFF: Lehrbuch Pathologische Anatomie Bd. I, 8. Auflage, S. 1. Jena: G. Fischer 1936

SPATZ, H.: cf. Doerr. In: H.-G. GADAMER und P. VOGLER Neue Anthropologie Bd. 2. Stuttgart: Thieme 1972, S. 386

THOMA, R.: Über entzündliche Störungen des Capillarkreislaufes bei Warmblütern. Virchows Arch. 74:360 (1878)

TRINCHER, K.: Die Gesetze der biologischen Thermodynamik. Wien – München – Baltimore: Urban und Schwarzenberg 1981

VIRCHOW, R.: Handb. spez. Path. u. Therapie. Erlangen: F. Enke 1854

VOGT, C. und O.: Zur Kenntnis der pathologischen Veränderungen des Striatum und des Pallidum. S'ber Heidelb. Akad. Wissenschaften, mathemat.-naturw. Klasse Abt. B, Jahrgg. 1919, 4. Abh. Heidelberg: C. Winter 1919

WEIZSÄCKER, K. F. v.: Rundtischgespräch. Evolution. Nova Acta Leopoldina NF 42 Nr. 218:398 (1975)

Über ein eigenartiges Vinculum auf dem Weg der Menschwerdung*

Besonderheiten der Entstehungsgeschichte der Coronariae

Das heutige Thema ist von außen an mich herangetragen worden. Ich bin der Anregung gern, wenn auch nicht leichten Herzens, gefolgt. Die Hemmungen rühren daher, daß ich mich bestimmter Aussagen entledigen muß, die mit meiner sehr persönlichen Grundhaltung in methodologischer Hinsicht zusammenhängen. Ich danke Ihnen, daß ich in Ihrem Kreis sprechen darf. Mir geht es nicht um die Darstellung der Entwicklungsgeschichte der Herzkranzschlagadern im konventionellen Sinne; wir werden sie *auch,* aber doch nur beiläufig, bedenken. Ich möchte meine Hörer für 20 Minuten hinausführen in die *Evolutionslehre.* Wir wollen das menschliche Herz gleichsam aus einigem Abstand, d. h. in seiner Gestaltwerdung und besonders seiner Versorgung durch Coronararterien im Ductus der Phylogenese, prüfend betrachten. Dabei habe ich die Hoffnung, daß es mir gelingt, Ihnen zu zeigen, wie aktuelle Fragen der Chirurgie aus der Sicht der vergleichenden Anatomie eine starke Rechtfertigung finden.

Die Zugehörigkeit des Menschen zur sogenannten Biosphäre ist unbestritten. Unser Leben bleibt Teil des Zusammenhanges alles irdischen Lebens und ist eingebettet in die Entwicklung des Universums. Für die Gestaltung des Lebens ist die Erwartung der Zukunft konstitutiv. Die Idee der Evolution wirkt seit DARWIN zusammenführend und ordnend. Dabei spielen Zufall und Notwendigkeit die entscheidende Rolle. Die Kardinaleigenschaften der organismischen Strukturen sind Selbstreproduktivität und Mutabilität. Lassen Sie mich mit E. MAYR (1975) sagen: „Das Gen ist die Einheit der Vererbung, das Individuum die Einheit der Selektion, die biologische Art die Einheit der Evolution". – Es gibt in der Evolution eine gewisse zeitliche Vorzugsrichtung (EIGEN 1975). Sie wird durch die Selektionsdrucke verursacht. Karl POPPER sprach von bewußtseinsähnlichen Tendenzen. Selektionen als solche sind nicht deterministisch, sie sind probabilistisch. Es wird also ein den Umständen nach offenbar am meisten erfolgversprechender Weg der biologischen Art gesucht! Das *Evolutionsdenken* hat sich als wissenschaftlich legitime Weise des Verstehens vielschichtiger Naturzusammenhänge durchgesetzt.

---

* Als Festvortrag unter dem Titel „Entwicklungsgeschichte der Coronararterien" auf der gemeinsamen Jahrestagung der Deutschen Gesellschaft für Gefäßchirurgie und der Deutschen Gesellschaft für Thorax-, Herz- und Gefäßchirurgie, München, am 24. Februar 1989 gehalten.

Hand, Herz und Gehirn haben den Menschen zu dem gemacht, was er heute ist. Unser Herz besitzt *vier* elementare Konstruktionsmerkmale:

1. Es ist metameral gegliedert und antimeral gebaut;
2. es bedient zwei Kreisläufe in *einem* Arbeitsgang;
3. diese – also großer und kleiner Kreislauf – sind *parallel* und *hintereinander* geschaltet;
4. das Herz arbeitet rhythmisch, d. h. mit bestimmten Beschleunigungen und Verlangsamungen.

Mein Lehrer SCHMINCKE, aus der Schule von Max BORST hervorgegangen, hatte mich 1937 mit der von Alexander SPITZER, einem Schüler von Julius TANDLER in Wien, inaugurierten Theorie bekanntgemacht. SPITZER hatte 1919 über „Ursachen und Mechanismen der Zweiteilung des Wirbeltierherzens" gearbeitet. Dabei hatte er sich bemüht, bestimmte Ereignisabläufe in der Entwicklung des rezenten Herzens aus der *Phylogenese* verständlich zu machen. In diesem Zusammenhang gelangen ihm *zwei Würfe:* Die Erkenntnis der Wechsel- und Hintereinanderschaltung von Lungen- und Körperarterienbahn *und* einer Parallele zwischen der Organisation der äußeren Atmung und der im Dienste der biotechnischen Schaltaufgabe unverzichtbaren Torsion (Abb. 1).

Die in ihrem gedanklichen Ansatz bestrickende Idee SPITZERS brachte eine starke Stimulation in die Debatte um das tiefere Verständnis der Gestaltwerdung unseres Herzens. Es war nicht die Absicht SPITZERS zu zeigen, daß rezente menschliche Herzen wegen phänisch verwandter Organisationsmerkmale natürliche Kopien primitiver, etwa von Reptilienherzen, sein könnten. Denn es war ja klar, daß trotz der „Penetranz stammesgeschichtlicher Entwicklungswege" Menschenherzen immer nur Menschenherzen sein konnten. Aber: *Materialproblem* und *Raumproblem* werden in der ganzen Tierreihe substantiell und formativ gleichartig angegangen. Das Beispiel der technischen Materialbewältigung im zeitlich unendlichen Geschehen der Ahnenreihe ließ bei enger Bündelung der Indizien so etwas wie eine naturhistorische Betrachtung zu. Mit anderen Worten: Indem das Herz als vorwiegend muskuläres, einer mechanischen Leistung verpflichtetes Organ eine Veränderung seiner Gestalt erfahren mußte, nämlich von einem rohrartigen Gebilde zu einer gestauchten Schleife umgewandelt wurde, trat ein bemerkenswerter Vorgang ein: Die Blutstromfäden fingen an, einander spiralig zu umschlingen (Abb. 2). Dabei kam es gleichzeitig zu dem, was wir progressive Metamerisierung nennen, zeitlich später zur Anlage der Scheidewände.

Erdgeschichtlich fallen diese Vorgänge in das *Devon* (Abb. 3), also in eine Zeit vor etwa 180 Millionen Jahren und weniger. Jetzt ging die Erorberung der Festlandmassen durch Amphibien und Reptilien in Szene. Blutumlaufgeschwindigkeit und Utilisation der Blutgase mußten größer werden. Die für die Entstehung der Vorstufen auch des Menschen wichtigen Übergangsformen zwischen Reptilien und Säugern, die *Theriodontier,* lebten in der Kreidezeit. Von jetzt an – also von einer Zeit vor etwa 70 Millionen Jahren an – dürfte eine einigermaßen zuverlässige Zweiteilung des Herzens vorhanden gewesen sein.

Wenn einer Arbeitsweise die bewährten Methoden einer sonst erprobten Exaktheit nicht zur Verfügung stehen, wie etwa dem morphologischen Vergleich *und* der systematischen Ordnung bestimmter Merkmale, so darf uns das nicht von der

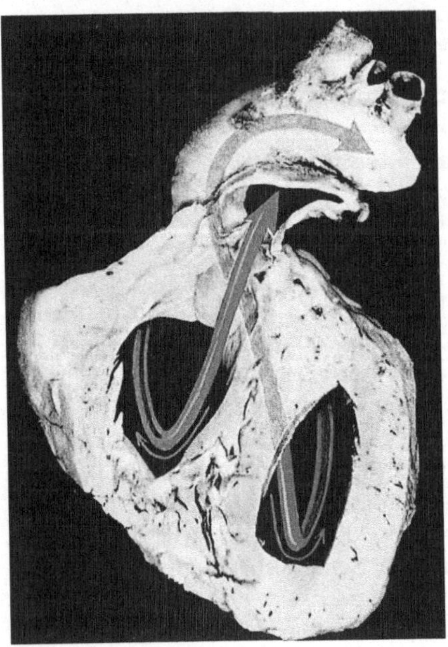

Abb. 1. Veranschaulichung der Überkreuzung des rechtsventrikulären (blau-getönten) *pulmonalen* Blutstromfadens mit dem links-ventrikulären aortalen (rot-markierten). Sie stellt den „Schlüssel" dar für die biotechnische Lösung der Aufgabe, großen und kleinen Blutkreislauf *parallel,* aber gleichzeitig auch *hintereinander* zu schalten und in *einem Arbeitsgang* zu bedienen (aus W. Doerr, Handbuch innere Medizin, 4. Auflage, Band IX/Teil 3, Berlin – Göttingen – Heidelberg: Springer 1960)

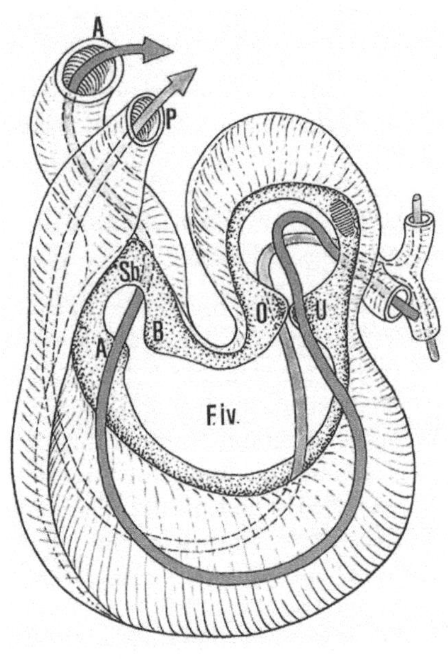

Abb. 2. Schema des embryonalen menschlichen Herzens, 23.–34. Tag der intrauterinen Entwicklung, Ansicht von links.
A = Aorta; A und B = proximale Bulbuswülste; Fiv = Foramen interventriculare; O und U = Hauptendokardkissen am Ostium atrioventriculare commune; P = Pulmonalis; Sb = Septum bulbi. – Die Stauchung der ursprünglich schlauchförmigen gerade gestreckten Anlage des Herzens läßt einen eigenartig-gedrungenen muskulären Hohlkörper mit spiralisierter Blutstromführung entstehen! Die Endokardwülste A und B sowie O und U sind die Orientierungsmarken für die Ausbildung der Septen. Aus W. Doerr und W. Hofmann: Neue Beiträge zur theoretischen Pathologie 1981, S. 91 (Springer: Heidelberg 1981)

Einsicht abbringen, daß in solchen Gebieten die *sichtbaren* Zusammenhänge dennoch ein Glied der Wirklichkeit sind (Portmann 1970).

Wie es hatte sein können, daß ausgerechnet die Stromfäden der Kiemenbogenarterien IV und VI, also der prospektiven Aorta und Pulmonalis, in die Wechsel-, d. h. Austauschschaltung, gebracht wurden, weiß man nicht. Es mag sein, daß hämodynamische Bedingungen, vielleicht ein „organäres Blutgefühl" Pate gestanden hatten. Um diese Fragen wird bis zur Stunde gerungen (Conte et al. 1990).

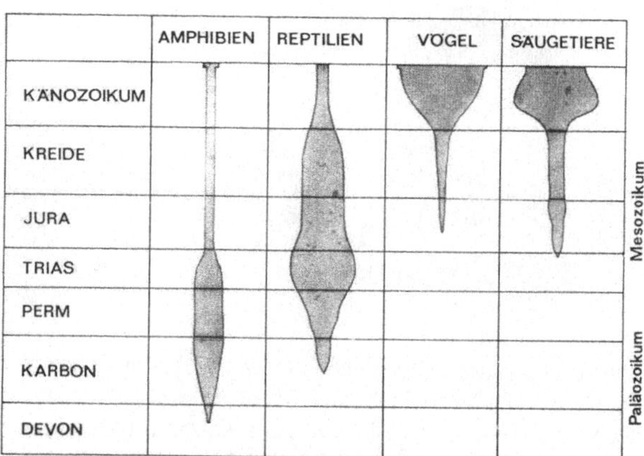

Abb. 3. Schematische Skizzierung der Erdzeitalter. Wichtig für unsere Debatte ist das „Devon"; damals begann die Eroberung der Festlandmassen durch Amphibien und Reptilien. Von jetzt an kamen die spiralisierten Binnenstrukturen der Herzen „in Betrieb". In Anlehnung an COLBERT (1965)

In der 4.–7. Woche der menschlichen Embryonalentwicklung vollzieht sich ein Ereignis, das in der Erdgeschichte in Devon und Kreidezeit erstmals vorgezeichnet worden sein dürfte. Die Anlage der Herzkammern besteht aus *einem* Metamer, aus welchem die spätere Einflußbahn der Kardiologen, und sie besteht aus einem *zweiten* Metamer, – und wir sprechen von Pro- und Meta-Ampulle-, aus dem die Ausflußbahn hervorgeht. Beide Kompartimente werden eigenartig in- und gegeneinander verschoben, so daß aus der Gesamt-Kammeranlage *ein* kompliziertes Gebilde entsteht. Die *rechte Herzkammer* ist das originäre Element, das *Paläomyokard,* die *linke* ein kunstvoll gebautes Gebilde, das *Neomyokard.* Die Einströmungsbahnen beider Kammern – rechts total, links teilweise – gehen auf die Proampulle, die proximale Metamere, die Ausflußbahnen beider Kammern – links total, rechts teilweise – gehen auf die distale Metamere, die Metaampulle zurück (Abb. 4). Die Wand der linken Kammer trägt die Züge der Heterochronie. Ich verstehe darunter die Tatsache, daß phylogenetisch alte und phylogenetisch junge Strukturen zu einer Einheit hatten zusammentreten müssen, ohne daß die Reifegrade der Bausteineinheiten chronologisch adaptiert worden wären. Für den Herzchirurgen darf ich anmerken: Die Grenze zwischen Prisco- und Neomyokard liegt nicht absolut an der Grenze zwischen Ein- und Ausströmungsteil des fertigen Herzens, sondern dort, wo die Bulboaurikularspornebene zu denken ist. Sie liegt rechts also unmittelbar dorsal der Crista subpraventricularis, links im Bereich der „Mitralisleiste" SPITZERS. Sie orientiert sich nach dem KOCHschen Punkt.

Die Coronararterien haben eine eigene, im Grunde genommen merkwürdige Geschichte.

Die primitivste Form der myokardialen Blutversorgung ist eine sinusoidale, also eine solche mit eigenartigen Fjorden, welche von der Kammerlichtung aus in die Muskulatur eintreten. Bereits bei *Fischen* gibt es zusätzliche Einrichtungen. Man kann kraniale und kaudale Zubringer unterscheiden.

Dabei liegen die Ursprünge oft weit entfernt, außerhalb des Herzens. Mit dem Verschwinden der Kiemen rücken die Coronararterien näher an den Motor heran. Bei den *Reptilien* sind die Verhältnisse besonders interessant: Sie besitzen eine rechts- und eine linkskammerige Aorta, ein primäres (manchmal außerdem ein sekundäres)

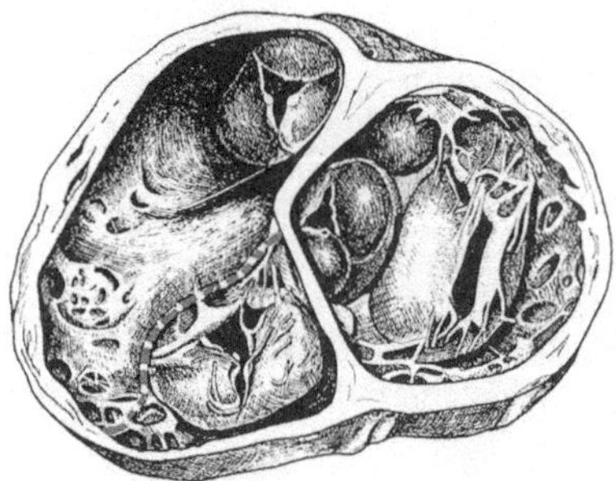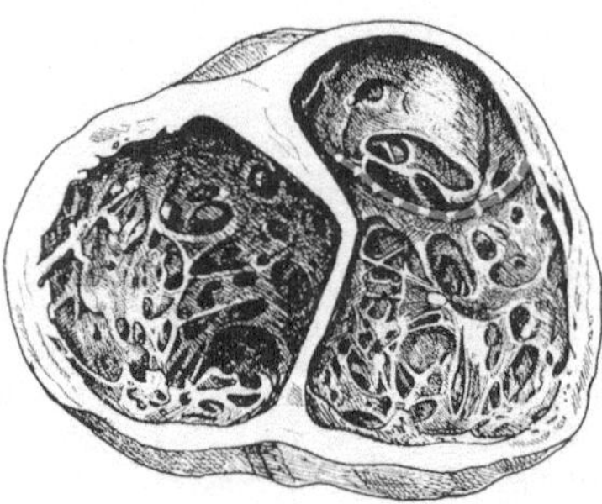

Abb. 4. Normales menschliches Herz. Darstellung des Neo- und Paläomyokard. *Linkes Bild:* Darstelung der Ventrikelhöhlen in der Ansicht von der Herzspitze aus. *Rechtes Bild:* Darstellung der Kammern in der Ansicht von der Atrioventrikularebene. *Achtung:* Der obere Bildrand jedes Teilbildes zeigt nach ventral, der untere nach dorsal! Alles, was ventral der roten Markierung liegt, gehört zum Neomyokard; alles, was dorsal liegt, gehört zum Paläomyokard! Die rechte Kammer liegt im linken Teilbild links, im rechten rechts. Die linke Herzkammer liegt im linken Teilbild rechts, im rechten Teilbild links. Die Grenze zwischen Prisco- und Neomyokard liegt im rechten Ventrikel nicht genau in der Ebene Crista supraventricularis – Trabecula septomarginalis, sondern in dem, was ich Bulboaurikularspornebene nenne; im linken Ventrikel in der Ebene der vorderen Mitralisleiste SPITZERS. Sie ist im linken Teilbild besonders deutlich. – Darstellung unter Verwendung der Abbidungen 30 und 31 der Abhandlung von E. PERNKOPF und W. WIRTINGER (1933), geringfügig verändert. Alles, was Paläo (= Prisco)myokard darstellt, ist aus der Pro-Ampulle, alles, was das Neomyokard ausmacht, aus der Meta-Ampulle hervorgegangen

Foramen Panizzae. Dieses stellt einen „shunt" zwischen den Aorten dar und befähigt die Tiere, unvermutet lange unter Wasser zu bleiben. Es handelt sich hier um eine Sauerstoffausgleichsversorgung. Endlich begegnet man mit einiger Regelmäßigkeit sogenannten *Herzspitzenbändern.* Man findet sie besonders bei Schildkröten. Große Tiere haben kleine, kleinere besonders breite Spitzenbänder. Im Inneren der Herzspitzenbänder liegt ein arterieller Zubringer. Die Spitzenbänder liegen in der Ebene des Mesocardium ventrale. Auch bei *Vögeln* und *Säugern* kommen derlei Einrichtungen vor.

Vogelherzen kontrahieren sich viel schneller als menschliche. Sie haben gar nicht selten mehr als 2, nämlich 3 oder 4 oder sogar 5 Coronararterien. Herzinfarkte gibt es nicht (PAULSEN 1977).

Die *Primaten* besitzen eine basale Verwandtschaft mit Tupaia, dem ostasiatischen Spitzhörnchen. Sie finden also ihren historischen Anschluß an die Insektivoren. Die Primaten haben sich in verschiedenen Linien adaptativer Radiation während känozoischer Zeiten entwickelt. Die Kranzarterien entstanden über ein intramyokardial gelegenes strauchartiges Muster. In der *Ontogenese* werden die definitiven Coronararterien gleichzeitig an mehreren Stellen gebildet: als Knospe aus den Wänden der Aorten, als peripherische autochthone Endothelsprossen des Myoepikardmantels (CONTE und PELLEGRINI 1984). Diese vielörtlichen Anlagen haben die Aufgabe, einander zu finden, was ja auch in aller Regel gelingt.

Die menschlichen Kranzaderverhältnisse werden angeschlossen an die bei den Insektivoren, die wiederum aus einer gemeinsamen Basalform mit Eutherien hervorgegangen sind. Während der Ramus interventricularis anterior bei Insektivoren, Reptilien und einer Zwischenform von der Coronaria dextra entsprungen war, wurde bei den Eutherien ein scheinbar neuer Weg beschritten, in Wahrheit aber ein konservativ-primitiver wieder gangbar gemacht. Die menschliche Coronarversorgung entspricht dem historischen Typus, das menschliche Herz besitzt, wohl verstanden in vergleichend-anatomischer Sicht, den „Rechtskoronartyp". Dagegen zeigt die A. coronaria sinistra bei *homo* ein aus mindestens drei Compartimenten zusammengesetztes Flickwerk.

Der Rechts- oder Links-Coronartyp der vergleichenden Anatomie hat nichts mit den Versorgungstypen der aktuellen klinischen Kardiologie zu tun. Die rezente Coronaria sinistra des Menschen besteht aus sogenannten disparaten Streckenabschnitten. Es ist klar, daß gerade hier eine Neigung zum Erwerb disruptiver Gefäßsklerosen im Sinne von Fritz DALITH besteht.

Wir hatten es mit den Ligamenta cardialia zu tun. Auch beim Menschen gibt es derlei: ROBISZEK (1967) hat den Fall eines 12jährigen Mädchens beschrieben, bei dem der Ramus interventricularis der A. coronaria sinistra über einen kaudalen Zubringer, gespeist durch die A. mammaria interna sinistra, herangebracht wurde. Die Ähnlichkeit mit den Reptilienverhältnissen ist frappant.

Das Mädchen hatte übrigens eine Fallot'sche Tetralogie, die operativ versorgt wurde. An dem kaudalen arteriellen Zubringer wurde nichts verändert, die Operation anstandslos ertragen.

Auch in der Routine des Obduzenten, d. h. in der Alltagsarbeit im Sektionssaal, werden Spitzenbänder angetroffen, aber, ist der Sekant nicht eingedacht, als Herzbeutelverwachsungen fehlgedeutet und verworfen.

Das embryonale Säugerherz besitzt bis etwa zur 4. Lebenswoche ein *Mesocardium dorsale.* Es verschwindet in aller Regel, nachdem es nur 14 Tage während des Embryonallebens (also in der Ontogenese) in voller Entfaltung bestanden hatte. Auch das dorsale Herzgekröse bringt einen arteriellen Zubringer heran. Ein Residuum bleibt als Ramus interventricularis superior der A. coronaria dextra, nämlich als sog. Haas'sche Arterie, erhalten, die zum AV-Knoten hinführt. Hier werden nicht ganz selten kleine gekammerte Mesothelknötchen gefunden, die Ivan MAHAIM einst als Mesothéliome tawarien bezeichnet hatte. Auch dieses Gebilde hatte die Wertigkeit einer eigenen, nämlich der 4. menschlichen Kranzarterie. Sie wurde gespeist aus dem sogenannten vaskulären „fore gut plexus".

Wir hatten dargestellt, daß die rechte Herzkammer überwiegend aus Paläomyokard besteht. Sie ist die historisch ältere. Die rechte A. coronaria entspricht dem ebenfalls konservativ-historischen Typus. Auch der rechte Schenkel der spezifischen Muskulatur ist der ältere. Er ist, wie der Kardiologe weiß, einheitlich gebaut, wie aus einem Stück gearbeitet und als pars mimetica in die Trabecula septomarginalis eingelassen. Es erscheint mir essentiell – für das Verständnis des eigenartig komplizierten Weges der Entwicklung unseres Herzens – sich daran zu erinnern, daß sowohl Sinus- wie AV-Knoten in aller Regel durch die rechte Coronaria bedient werden. *Der historische Besitzstand bleibt also auch beim rezenten Menschenherzen garantiert.*

Die *Primatenherzen* haben zwei arterielle Zubringer verloren, von denen der eine aus der Mammaria interna, der andere aus dem darmwandeigenen Gefäßapparat gespeist wurde. Es erscheint mir kein Zufall, daß die Mehrzahl der Herzinfarkte im Bereiche jener Territorien auftritt, in welche einst je eine akzidentelle Arterie eingemündet hatte. *Wie* man sich die Zusammenhänge im einzelnen vorstellen soll, ist vorläufig nicht zu sagen. Daß die Anastomosenfelder zwischen unseren Coronararterien echte Lücken hätten, ist nicht nachweisbar. Auch von Wasserscheidenregionen kann man nicht sprechen. Es mag aber sein, daß der extravaskuläre Widerstand gegen die coronarielle Perfusion, die Topographie der vegetativ-nervalen Endigungen, das neurohormonale Zusammenspiel anders ist als an den benachbarten Stellen historisch gleichmäßig gewachsener arteriolo-myokardialer Synergiden.

Phylogenetisch jüngere organismische Strukturen sind auch sonst im menschlichen Körper, also natürlich auch außerhalb des Herzens, besonders etwa im Gehirn, leichter vulnerabel. Sie präsentieren andere Schädigungsmuster. Mutatis mutandis darf mit unterschiedlicher Störanfälligkeit heterologer, verschieden alter Strukturen auch im Herzmuskel gerechnet werden. Anastomosen besitzen und Anastomosen in Betrieb nehmen, ist offenbar zweierlei.

Nun habe ich versucht, mir ein Bild davon zu machen, was Sie als Chirurgen veranlaßt haben könnte, sich in den letzten Jahren aus guten Gründen gerade der A. mammaria interna für die Revaskularisation des ischämisch geschädigten Herzens zu bedienen. Die Literatur ist stark angewachsen. Mein früherer Mitarbeiter und Freund Professor OSTERMEYER in Düsseldorf* hat mich durch die Fülle der Publikationen gesteuert. Ich weiß, daß Wassili KOLESOV in Leningrad am 25. Februar 1964, also fast auf den Tag heute vor 25 Jahren, als Erster die Mammaria interna für eine End-zu-End-Anastomose im Falle der koronaren Herzkrankheit eines 44 Jahre alten Mannes verwendet hatte. Die tieferen entwicklungsgeschichtlichen Beziehungen zwischen der Mammaria als einer hypobranchialen Arterie zu den einst aus der gleichen Matrix entstandenen Coronararterien waren ihm wohl nicht gegenwärtig. Dem Pathologen erscheint es wie eine *Sternstunde* intuitiver innerer Schau höherer Zusammenhänge – ein Gedanke, der wie ein *Blitz in der Nacht* – das, wie es SCHOPENHAUER formulierte, *„Alles mit einem Male"*, nämlich einen echten Fortschritt zu erkennen und einzuleiten vermochte, eben dies scheint das Entscheidende gewesen zu sein.

Alles, was nicht Gedanke ist, ist wie das reine Nichts (H. POINCARÉ)!

Nachtrag:
Nach Erstattung des Referates erschien das Ergebnis einer Untersuchung darüber, ob die A. mammaria interna wirklich geeignet sei, die verengerte, alterierte, partiell verschlossene A. coronaria zu substituieren: JULKE, v. SEGESSER, SCHNEIDER, TURINA und HEITZ verglichen das Ausmaß der Arteriosklerose der A. mammaria mit dem der Coronararterien bei 48 Männern im Alter von 45 bis 75 Jahren. Man kann kurz und bündig sagen: Sie ist es. Selbst bei hochbetagten Coronarpatienten bleibt der Stenosegrad in der Mammaria funktionell bedeutungslos. Diese Tatsache läßt die Mammararterien als Bypass-Gefäß „erster Wahl" erscheinen. Schweiz. Med. Wschr. 119:1219–1223 (1989).

---

* jetzt in Hamburg

Literatur

Zusammenfassende Darstellung der vergleichenden Anatomie der Coronararterien:
COLBERT, E. H.:Die Evolution der Wirbeltiere Stuttgart: G. Fischer 1965
PAULSEN, G.:Entwicklung und Bedeutung des Herzspitzenbandes und der Coronararterien in der Phylogenese. I. D. med. Heidelberg 1977

Übersicht über die sogenannte Mammariaplastik:
BIRCKS, W. und N. VUKMIROVIC: Xth Congress European Society Cardiology August 28 – September 1, 1988, Vienna/Austria. Symposium: Coronary artery bypass surgery – Update 1988. Critical appraisal of the internal mammary artery as a bypass graft in coronary artery revascularization
SCHRÖDER, R., GASIC, L., BUSSMANN, W.-D., SKUPIN M., SATTER, P. und M. KALTENBACH: Koronare Revaskularisation mit der Arteria thoracica interna. Dtsch. med. Wschr. 193:1753 (1988)
TECTOR, A. J., SCHMAHL, T. M. and V. R. CANINO: Expanding the use of the internal mammary artery to improve patency in coronary artery bypass grafting. J. Thoracic Cardiovasc. Surg. 9- :9–16 (1986)

Ontogenese der Coronararterien:
CONTE, G. and A. PELEGRINI: On the development of the coronary arteries in human embryos, stages 14–19. Anat. Embryol. 169:209 (1984)

Allgemeine Hinweise, sog. Schlüsselarbeiten:
CONTE, G., GIANNESSI, F. and M. CORNALI: Hemodynamics and the development of certain malformations of the great arteries. S'ber. Heidelberg. Akad. Wissenschaften, mathemat.-naturwissenschaftl. Klasse, Jahrgang 1990, 2. Abhandlung. Berlin – Heidelberg – New York: Springer 1990
DOERR, W.: Heterochronia and general pathology, illustrated by the example of the human heart. Virchows Archiv, A, 401:137 (1983)
DOERR, W. und W. HOFMANN: Heterochronie des menschlichen Herzens als Gestaltungsfaktor bestimmter Todeskrankheiten. In: H. SCHIPPERGES (Hrsg.): Neue Beiträge zur Theoretischen Pathologie. Berlin – Heidelberg – New York: Springer 1981, S. 31
EIGEN, M. und R. WINKLER: Das Spiel. München und Zürich: Piper 1975
HAAS, G.: Über die Gefäßversorgung des Reizleitungssystems des Herzens. Anatomische Hefte 43:629 (1911)
KOLESOV cf. Olearchyk.
MAHAIM, I.: Le coelothéliome tawarien benin. Une tumeur sui generis du noeud de Tawara, avec bloc du coeur. Cardiologia 6:57 (1942)
MAYR, E.: Wie weit sind die Grundprobleme der Evolution gelöst? Nova Acta Leopoldina NF 42 Nr. 218, S. 171 (1975)
OLEARCHYK, A. S.: Wasili I. Kolesov. A pioneer of coronary revascularization by internal mammary – coronary artery grafting. J. Thorac. Cardiovasc. Surg. 96:13 (1988)
POINCARÉ, H.: Der Wert der Wissenschaft. Deutsche Ausgabe von H. Weber, S. 209 in L. Bieberbach: S'ber. Heidelberg. Akad. Wissenschaften, mathemat.-naturwissenschaftl. Klasse, Jahrgang 1940, 5. Abhandlung
POPPER, K. R.: Ausgangspunkte. Hamburg: Hoffmann und Campe 1979
PORTMANN, A.: Entläßt die Natur den Menschen? München: Piper 1970
SCHWALBE, E.: Allgemeine Pathologie. Stuttgart: F. Enke 1911

Grundsätzliches zur Pathogenese der Gefäßerkrankungen*

Über Blutstromwirkung als Gestaltungsfaktor

Als mir der Vorsitzende des Curatorium Angiologiae Internationalis am 7. November 1989 schrieb, daß ich zum Träger der RATSCHOW-Gedächtnis-Medaille gewählt worden sei, war ich absolut überrascht. Zwar kannte ich Max RATSCHOW, den der Gang seines Lebens in *die* Stadt geführt hatte, aus der ich selbst einst hervorgegangen war, persönlich. Wir achteten einander, waren uns aber, – ich kann nicht sagen warum –, nicht eigentlich nähergekommen. Die mir heute zuteil gewordene Ehrung hat mich, obwohl ich in reiferen Jahren stehe (76!), beschwingt und beglückt. Herr Professor KLÜKEN hat mir erlaubt, die „Meilensteine" meiner wissenschaftlichen Bemühungen zu berücksichtigen.

Anläßlich meiner, während eines kurzen Kriegsurlaubs, am 15. Juni 1942 vollzogenen Habilitation, hatte ich auf Wunsch meines ersten Lehrers, des im August 1953 verstorbenen Professor Alexander SCHMINCKE vor der Engeren Fakultät in Heidelberg die These „Über Blutstromwirkung als Gestaltungsfaktor für Entwicklung und Pathologie von Herz und Gefäßen" zu vertreten versucht. *Ich hatte mich bemüht, die Ergebnisse der Arbeiten von*

> Wilhelm ROUX, des Altmeisters (weiland Professor Anatomiae an der Universität Halle/Saale), über die Art des Baues und der Wandung der Blutgefäße in Abhängigkeit von der Eigengestalt des Blutstrahles; von
> Richard THOMA über die Abhängigkeit der Gefäßweite von der Strömungsgeschwindigkeit; von
> Rudolf BENEKE (Prof. Pathologiae, zuletzt ebenfalls in Halle/Saale), über den „Wasserstoß als gewebeformende Kraft", und von
> Alexander SPITZER (Wien) über die Bedeutung von hämodynamischen Faktoren für die Scheidewandbildung in der Stammesgeschichte des Herzens

gegeneinander abzuwägen. In der Aussprache bin ich auf Widerspruch gestoßen. Die Herren der Fakultät bezweifelten (mit Recht?) die Richtigkeit der histomechanischen Gesetze von THOMA, deren Interpret zu sein, ich mich, jedenfalls im Hinblick auf die sogenannte Angiomalazie-Lehre und deren Bedeutung für die Entstehung der Arteriosklerose, unterfangen hatte. Es blieb nichts anderes, als ein Rückzugsgefecht hinter die starken Mauern einiger pathologisch-anatomischer Befunde von Medio-

---

* Festvortrag anläßlich der Verleihung der M. RATSCHOW-Gedächnis-Medaille am 1. September 1990 in Karlsruhe

necrosis aortae, von Mesaortitis mit kompensatorischer Intimahyperplasie und vergleichbarer Befunde anzutreten, deren Deutung entgegen THOMA auch von den Herren der Klinischen Physiologie nicht bewältigt werden konnte. So endigte zwar die Aussprache zu meinen Gunsten, sie hinterließ aber einen mächtigen Impuls für die eigene künftige Arbeit.

Die Pathologen der alten Schule suchten eine geistige Auseinandersetzung mit der *Evolutionslehre* (VIRCHOW 1886; v. HANSEMANN 1909). Aus deren Verständnis wurde die Morphologie als *„historische Ereignislehre"* (BRAUS 1913) abgeleitet. Auch wir haben hic et nunc darauf abzuheben, anders die Grundfragen der Pathogenese verschlossen bleiben. Lassen Sie mich versuchen, einige *„essentials"* zu formulieren: Die Zugehörigkeit des Menschen zur Biosphäre ist unbestritten. Unser Leben ist eingebettet in die Entwicklung des Universums. In der Geschichte des Kosmos sind „Gestalten" entstanden, die vorher nicht da waren. Ihre Entstehung ist mit dem 2. Hauptsatz der Thermodynamik vereinbar. Die „organismische Theorie" betrachtet die Existenz des Lebens von einem systemanalytischen Standpunkt. Lebende Systeme sind thermodynamisch „offene" Systeme. Auch sie besitzen invariate Eigenschaften. PRIGOGINE (1980; 1981; 1989) hat der verallgemeinerten Thermodynamik offener Systeme eine Form gegeben, die es gestattet, komplizierte Erscheinungen wie die Übergänge von einer Gleichgewichtsstruktur auf eine dissipative zu erfassen. Wenn biologische Systeme durch eine Informationsgröße beschrieben werden, kommt eine enge Beziehung zwischen Entropie und Organisation ins Spiel (KÜPPERS 1981; TRINCHER 1981). Kausale Erklärungen gehören in die Physik, funktionale in die Biologie (MOHR 1982). Die Evolution scheint kein Ziel zu verfolgen, obgleich eine „gewisse zeitliche Vorzugsrichtung" der Ereignisabfolge vorhanden zu sein scheint. Sie wird durch Selektionsdrucke bewerkstelligt. Selektionen sind nicht deterministisch, sie sind probabilistisch! Das *Gen* ist die Einheit der Vererbung, das *Individium* die Einheit der Selektion, die *biologische Art* die Einheit der Evolution. Gen, Individuum und Species sind die Elemente unseres somatischen Fatum. R. VIRCHOW hatte schon 1858 und 1859 klargestellt, daß sich die Pathogenese schlechthin aus *drei* Phänomenen verständlich machen läßt. Diese besitzen erkenntnistheoretisch eine fundamentale Wertigkeit.

Störungen von Leben und Gesundheit bei Mensch und Tier entstünden durch *Heterochronie, Heterotopie* und *Heterometrie*. Es träte etwas zur falschen Zeit, am falschen Ort und in falschem Ausmaß auf. Der Verlauf der Evolution erstreckt sich über mehrere Milliarden Jahre. Auf der Grenze von Devon und Karbon, d. h. vor etwa 310 Millionen Jahren, traten diejenigen Strukturen auf, die uns heute zu beschäftigen haben.

Das primitive *Wirbeltierherz* zeigt eine veno-arterielle peristaltische Kontraktion. Bluttransport sowie Art und Ort der Sauerstoffaufnahme stehen in einem inneren Verhältnis. Die Eroberung der Festlandmassen durch Amphibien und Reptilien brachte eine Zweiteilung der Herzanlage. Aus dem Rohr wurde eine Schleife. Arterieller und venöser Blutstrom wurden parallel *und* hintereinandergeschaltet. Von jetzt an arbeiteten die Herzen rhythmisch, aus dem „Hintereinander" bestimmter Abschnitte wurde ein „Nebeneinander", aus dem schlauchförmigen Rohr ein kompakter Muskelkörper. Die Folge hiervon war eine Heterochronie. Die rechte Herzkammer war und blieb die primitive (Paläomyokard), die linke übernahm eine früher *so* nie ausgeübte Tätigkeit, eine Verwringung.

Man bedenke: Ein feuchtes Tuch wird ausgewrungen; es kommt zu einer Spedition der Flüssigkeit in einem sonst nicht erreichbaren Ausmaß; genau dieses Phänomen zeichnet die erst nachträglich an den definitiven Platz gebrachte linke Kammerwand, das Neomyokard, aus!

Mit der Tatsache, daß phylogenetisch alte und phylogenetisch jüngere Teile zu einer gemeinsamen Funktion hatten zusammentreten müssen, ohne daß die geweblichen Reifegrade hätten ausreichend adaptiert werden können, hängt die Pathogenese dreier Krankheitsgruppen zusammen. 1. Das Rechts-Links-Problem der Schädigungsmuster am fertigen Menschenherzen, 2. die topologische Zuordnung der Herzinfarkte, 3. die Lokalisation der atrioventrikulären Nebenverbindungen. *Die Heterochronie ist die tiefere Ursache der Pathoklise,* nicht nur am Herzen, auch am Gefäßapparat.

Das Gefäßsystem des Menschen entsteht in der frühen Embryonalentwicklung, und zwar an vielen Stellen gleichzeitig. Vom 14. Tage der individuellen Entwicklung des Keimlings an tritt eine „gerichtete Bewegung" des Flüssigkeitstransportes auf. *Jetzt* beginnt die Differenzierung der Rinnsale (WEIDENREICH 1933; STARCK 1982). Das Endothel geht voran; es bildet die erste Anlage und die bleibende Grundlage aller Gefäße.

Es entsteht aus dem Angioblast. Jener ist ein „Primitivorgan" mit typischer Potenzfunktion. Das Endothel zwingt das Mesenchym des Standortes in seinen Dienst (H. PETERSEN 1935). Bei dem Bau der Gefäßwand wirkt die Belastung durch den Blutstrom entscheidend mit. Blutdruck und Differenzierung der Wand müssen einander gleich einer Synergide gestalten. Daß ohne Belastung durch das strömende Blut ein vollständiger Ausbau einer Gefäßwand nicht zustande kommt, bewiesen bereits die Untersuchungen von J. LOEB vor 70 Jahren (PETERSEN).

Allen Gefäßen einschließlich des Herzens und der terminalen Strombahn eignet *ein* gemeinsames Strukturprinzip: Sie bestehen durchgehend aus Endothel und Accessoria (SCHIEFFERDECKER 1896). Die bauliche Gestaltung der Accessoria macht den Typus eines Gefäßes aus.

Hier machen wir eine Zäsur. Ich möchte mein Thema „Grundsätzliches" zur Pathogenese so auflösen:

I.   Durch einen Blick in die Entwicklung der Medizin als Wissenschaft, insbesondere meines Faches in den vergangenen 200 Jahren;

II.   durch Skizzierung der Geschichte der Bausteinanalyse menschlicher Schlagadern;

III.   durch Angaben über Maß und Zahl vaskulärer Systeme und deren Zusammenspiel;

IV   durch einen Vorschlag zur Gliederung einer Allgemeinen Pathologie des Gefäßsystems;

V.   endlich durch paradigmatische Streiflichter auf aktuelle Befunde und Fragen seltener, gleichwohl wichtiger Krankheitsbilder.

Zu I:

Als VIRCHOW anfing, Pathologie zu betreiben (1842), befand sich die wissenschaftliche Medizin in einem Umbruch. Die französische Revolution hatte mit der Starre der konventionellen Überlieferung gebrochen: „Peu lire, beaucoup faire, beaucoup voir" war die Devise. Die Hinwendung zur Beobachtung und zur ärztlichen Praxis erschien als das Wesentliche. Als Gegenreaktion auf die intellektuelle Folge der Pariser Revolutionsjahre entstand in Mitteleuropa *zuerst* die *Naturphilosophie,* eine romantische Medizin mit eigener Gedankenwelt, *sodann,* besonders in Süddeutschland, vor allem in Tübingen, die *naturhistorische Schule, endlich,* und zwar mit und durch VIRCHOW und seinen Kreis die *naturwissenschaftliche* Medizin, Heilkunde als angewandte Naturwissenschaft. Von Adolf KUSSMAUL wissen wir, daß der pathoanatomische Schwerpunkt des damaligen Europa in Wien lag, also bei C. v. ROKITANSKY. Aber man wußte auch, daß man sich in Fällen der mors subita schwer tat; man hatte keine eindeutigen Befunde. Eben dieser Umstand sei mitbestimmend gewesen für die Konzeption der *Krasenlehre.* Der Krankheitssitz müsse danach im Blut als einem Gewebe „mit flüssiger Zellularsubstanz" gesucht werden. Die Krasenlehre gilt als letzte geschichtliche Form der alten Humoralpathologie. Aber sie war ein mit unzulänglichen Mitteln unternommener Versuch, chemische Sachverhalte durch die anatomische Methode erkennen zu wollen. Dagegen gilt noch heute VIRCHOWS Zellularpathologie (1858) als *magna charta,* selbstverständlich auch im Gewand sogenannter Molekularpathologie (Hr. SCHADE 1935; Ferdinand HOFF 1971; WICK et al. 1987).

Zu II:

Es soll angesprochen werden, was man zu der Zeit, als VIRCHOW seinen Höhenweg zurücklegte, vom *Bau der Arterienwand* wußte. KREYSIG (1814) verglich die Intima von Arterien und Venen mit Bau und Aufgaben der großen serösen Körperhöhlen und deren Häuten. Der *Schichtbau* der Gefäßwände war im Grundsatz bekannt. Jakob HENLE fand, daß die faserige Struktur der Media durch glatte Muskelfasern gebildet wird (1840; 1946; v. RECKLINHAUSEN 1883). Über den feineren Bau der Intima gingen die Meinungen auseinander. Man bedenke, das Mikrotom wurde erst 1854 (durch WELKER) erfunden. In den entscheidenden Jahren bediente man sich einfacher Zupf- und Quetschpräparate (ROKITANSKY 1844; 1852; 1855; 1856; VIRCHOW 1859). Theodor LANGHANS, nachmals Ordinarius unseres Faches in Bern, hatte unter v. RECKLINGHAUSEN (in Würzburg) diejenigen Zellen dargestellt, die wir heute „smooth muscle cells" nennen (WISSLER 1968; 1974a und b; WISSLER und VESSELINOVITCH 1987).

Für VIRCHOW war die Frage interessant, ob die Innenhäute permeabel seien. Er spricht schon 1856 von elastisch-kontraktilen Schichten und gefensterten Membranen. Der unterschiedliche Feuchtigkeitsgehalt vor allem der Intima-Media Grenze war ihm bekannt. Er experimentierte an der Carotis des Hundes (1856). Das Gefäß wurde eingescheidet, die Arterienwand offenbar durch Saftaufstau verdickt. Er nannte dies „irritative Ernährungsstörung", er bewertete sie als „parenchymatöse Entzündung" und sah in dieser den Auftakt „atheromatöser Veränderungen". Genaugenommen bedeutet dies die Vorwegnahme der von mir 1963 so bezeichneten Perfusionstheorie der Arteriosklerose und der experimentellen Arbeiten von MEESSEN (und dessen Kreis 1975; HUTH et al. 1975; siehe auch JELLINEK und ELEMÉR 1976).

Eine besondere Rolle spielt – und spielt noch – die *Endothelfrage.* Ursprünglich nahm man an, die innere Auskleidung der Blut- *und* Lymphgefäße erfolge durch Epithelien. Man hielt es für möglich, daß die Deckzellen durch das strömende Blut herangetragen würden (TALMA 1879), – eine Vorstellung, die noch auf der Jahrestagung der Deutschen Gesellschaft für Pathologie 1962 im Zusammenhang mit einer Demonstration von STAMPFL diskutiert wurde (STAMPFL 1962), sie lebt noch heute (DOERR 1970; ROSS et al. 1977). Wilhelm HIS sen. hat den *Endothelbegriff* definiert (1865). Endothelien kleideten Höhlen aus, die nicht mit der Außenwelt in Verbindung stünden. HIS betonte, daß die Endothelzellen zwischen dem Inhalt von Blut- und Lymphbahnen und der Gefäßwand zwar eine territoriale Grenze bildeten, aber gleichwohl eine ungehinderte Passage gestatten würden. Die Silberdarstellung der Endothelgrenzen geht auf RECKLINGHAUSEN zurück (1863). Die Frage der interendothelialen Stomata, der Stigmata, der myoendothelialen „hernias", also des transendothelialen Materialabschubs –, schwelt bis zur Stunde. Der erste Heidelberger Pathologe Julius ARNOLD hat die Stomata 1873 entdeckt.

Heute hat die *Endotheldebatte* eine höhere Stufe erreicht: Standortbesonderheiten, Transportfragen, Adaptation durch funktionelle Belastung, z. B. durch Scherkräfte und Scherstress, Kontraktilität, Aufrechterhaltung der Homöostase durch antikoagulatorische, fibrinolytische, antiaggregatorische Aktivitäten, ja selbst neurovegetative Impulse bis zu psychosozialen Reizen und manches andere beherrschen die Szene (SCHNITTLER et al. 1986; FRANKE et al. 1987; GUTSTEIN 1988).

Was den meisten Angiologen unbekannt ist, stellt der *seitengebundene Windungssinn der Mediastrukturen* der Extremitätenarterien dar. Wir hatten vor fast 40 Jahren zeigen können (BÖCKH 1951), daß die Muskelfasern der Schlagadern der linken Körperhälfte – gesehen in Blutstromrichtung – im Uhrzeigersinn, der rechten Körperhälfte im Gegenuhrzeigersinn spiralisiert sind.

Die Freiburger Schule des Anatomen Kurt GOERTTLER hatte unabhängig von uns dargelegt, daß der Steigungswinkel der Muskelfasern bestimmte Konsequenzen hat, *falls* ein Kontraktionsreiz einwirkt: Beträgt der Winkel mehr als 45°, bewirkt die Kontraktion eine Erweiterung der Gefäßlichtung, ist er kleiner, entsteht eine Verengerung (FISCHER 1951). „Der ungeheure Vorteil der spiraligen Anordnung der Muskelfasern" liegt in der „Wandlungsfähigkeit ihres Verlaufs" (Kurt GOERTTLER 1953). Aus längsverlaufenden Fasern können Ringfasern werden und umgekehrt. Voraussetzung freilich ist, daß das interstitielle Bindegewebe, insbesondere dessen Grundsubstanz, Raum gibt, also geeignet ist für derartige Verschiebungen. „Die Frage, ob nicht jeder Vene strukturelle Besonderheiten zukommen, ist ernsthaft noch gar nicht diskutiert worden" (Kurt GOERTTLER). Simon RODBARD in den USA hat das Problem aufgenommen (1975) und die physikalischen Wirkungen von Zug, Druck, Spannung der Gefäßwände, also den „effect of lift" und den „effect of drag" analysiert sowie graphisch dargestellt.

Was die *Anordnung des Bindegewebes* – Kollagen und Elastin – anbetrifft, ist erst in den letzten 25 Jahren Entscheidendes geleistet worden: Ich denke an die 10 Kollagentypen (GAY und BALLEISEN 1978), die unterschiedliche Topologie der Hauptformen (in der Aortenwand Collagen I zu 60, Collagen III zu 40%), die imponierenden Arbeiten von Hubert BOUISSOU (in Toulouse) und seiner Schule über die Konkordanz der Kollagenalterung der menschlichen Lederhaut und der Aortenwand (BOUISSOU et al. 173a, b, c; 1974a, b, c; 1976a, b) sowie die Klärung der Molekularstruktur der Skleroproteine und deren Vernetzung (NEMETSCHEK 1974; RIEDL und NEMETSCHEK 1977; RAUTERBERG et al. 1984), schließlich die Charakterisierung der Elastine (GRAY et al. 1973) und deren Reagibilität mit Aminosäuren und

Glykoproteinen (MOSCHETTO et al. 1974). Alle Veränderungen, die mit einer Vernetzung sowohl der Kollagene als des Elastins einhergehen, führen zu Windkesselverlust und Brüchigkeit der Gefäßwände (MARTIN et al. 1985).

Zu III:

Alle diejenigen *arteriellen Blutgefäße,* welche man von *Hand präparieren* kann, – man kann sie mit einem Blick durch den historischen Arterienmann von Sir Charles BELL (1819) sichtbar machen –, wiegen einschließlich der Aorta etwa 300–400 g. Das Gewicht des Herzens beträgt beim gesunden Erwachsenen 4 Promille des Körpergewichtes, also etwa 300 g. Das „kritische Herzgewicht" liegt bei 500 g. Herzgewicht und Schlagadergewicht stehen „in einer Harmonie der Phase". Auf der Tagung der Deutschen Gesellschaft für Physiologie (1934) fand eine erregende Debatte zwischen Philipp BROEMSER und Hermann REIN *„Über die Abstimmung zwischen physikalischen Konstanten des Gefäßsystems und der Herztätigkeit"* statt. *Am Ende stand die Gleichung: Das Produkt aus Systolendauer und Pulswellengeschwindigkeit steht bei allen Tierklassen zur Länge der Arterien im gleichen Verhältnis. – Hierin steckt eigentlich die ganze Pathologie. Denn welches Glied dieser Relation verändert wird, immer muß eine Störung resultieren, die im Fortgang der Zeit pathologisch-anatomisch definiert werden kann. Hierin liegt ein Beispiel der Heterotopie.*

> „Energetisch sind die Verhältnisse so, daß von der gesamten Herzarbeit ein Teil für die Überwindung des Strömungswiderstandes verbraucht wird, ein Teil in hin- und herlaufende Wellen übergeht, deren Energie durch Dämpfung der Wellen in Wärme übergeht, ohne für die gerichtete Blutbewegung im Sinne des Blutumlaufes wirksam zu sein!" (BROEMSER; Kritik bei Th. KENNER 1967).

Wenn bei alten Menschen die Aorta zu lang wird, ich denke an das Kinking, ist der Casus morbi gegeben!

Ich kehre zu Richard THOMA (1847–1923) zurück. Er war ein Sohn des Badischen Landes, Schüler von Julius ARNOLD in Heidelberg, Professor der Pathologie und kaiserlich-russischer Staatsrat in Dorpat. Er starb im 76. Lebensjahr in Heidelberg. Was diesen Mann auszeichnete, war die hohe mathematische Begabung. Die Pathologie verdankt ihm Bleibendes:

Die Gesetze der Histomechanik, das Heidelberger Schlittenmikrotom und die Zeiss-Thoma'sche Zählkammer, schließlich eine Einrichtung zur Vitalmikroskopie der terminalen Strombahn (DOERR 1986). Nach THOMA ist das Wachstum der Gefäßlichtung, nämlich das *Flächenwachstum* der Gefäßwand, abhängig von der Strömungsgeschwindigkeit des Blutes. Beschleunigung des Blutstromes könne unter bestimmten Bedingungen eine Erweiterung eines Gefäßes, Verlangsamung des Blutstromes eine Verengerung der Lichtung zur Folge haben. Das Dickenwachstum der Gefäßwand hänge ab von der Wandspannung, diese aber von Blutdruck und Gefäßdurchmesser.

Vor Jahren (1972) hatte ich mit meinen Mitarbeitern (besonders W.-W. HÖPKER) regelmäßige histologische Untersuchungen an bestimmten Teststellen (A. basilaris, beiden Carotides, beiden Coronararterien, Aorta, Extremitätenschlagadern) durchgeführt und die Coronariae planimetrisch bestimmt. Dabei bestätigt sich die alte Erfahrung: R. THOMA hatte recht, wenn er angab, daß bei unkomplizierter Arteriosklerose die Intima in *dem* Maße stärker wird, in dem die Media an Dicke verliert. THOMA hatte weiter recht, wenn er nachwies, daß die Relation zwischen innerem Radius der lichten Weite und mittlerer Stärke der Kreisringfläche im Fortgang des Lebens konstant bleibt. *In dem Grade also, in dem die Gefäßwand dicker wird, wird die lichte Weite größer.* Es entsteht eine starrwandig-dilatative Sklerose hochbetagter Menschen. Ich komme darauf zurück.

Um einen Begriff von den *quantitativen Verhältnissen* zu bekommen, muß man sich an folgende Daten erinnern. Die Aorta des gesunden jugendlichen Mannes wiegt 80, die des Menschen im 8. Lebensjahrzehnt 300 g. Die Länge *aller* menschlichen Blutgefäße wird auf 50000 km geschätzt, die *Größe der inneren Oberfläche* mißt $^1/_3$ ha. Alle Capillarendothelien zusammen wiegen wahrscheinlich 4–5 kg; ihre Oberfläche mißt 1000 m². Die menschlichen Herzkranzgefäße wiegen 25 g, ihre innere Oberfläche beträgt 2,2 m²; nimmt man die Capillaren hinzu, beträgt sie mindestens 225 m². *Das Fassungsvermögen des ganzen Arteriensystemes* beträgt etwa 758 cm³. Je 1 kg des menschlichen Körpers stehen 11,6 cm³ arterielles Volumen zur Verfügung (MEYER und STÖCKER 1962).

Leonhard EULER (1707–1783) hat die *biomathematische Arbeitsweise* in die Medizin eingeführt (KUNZE 1981). Er hat sich besonders mit dem Problem der *Elastizität* der Blutgefäßwände auseinandergesetzt. Wenn seine Bemühungen fast 200 Jahre unbeachtet blieben, so darum, weil der Gegenstand, die Elastizität etwa der Aorta, für Mathematiker uninteressant, die rechnerischen Ableitungen aber für Pathologen unverständlich gewesen sind (SCHARF 1970).

Lassen Sie mich diese Bemerkungen über „Maß und Zahl" am Gefäßapparat durch ein Wort zum *Prinzip von CASTIGLIANO* zum Abschluß bringen: Zwischen den mechanischen Eigenschaften der Gewebe sowie deren Anordnung in der Gefäßwand *und* den Leistungen eben dieser Wand sind eindeutige Beziehungen gegeben (PETERSEN 1925). Das Arteriensystem besteht aus „Pumpe" (Herz), „Windkessel" (Aorta) und Abflußröhren. Die *Herzarbeit wird als Formänderungsarbeit* in der gedehnten Arterienwand gespeichert. Die elastische Grundkonstruktion ist ein formänderndes System von *einem* Freiheitsgrad. Tatsächlich bedient sich der menschliche Körper des Einbaus der glatten Muskulatur in und zwischen die elastischen Platten etwa der Aorta, um ein formänderndes System von *zwei* Freiheitsgraden aufzubauen. Wird dieses der Einwirkung formändernder Kräfte ausgesetzt, so ändert sich die Gestalt der Windkessel so lange, bis die auftretenden Spannungen mit den Kräften im Gleichgewicht stehen. *Das Prinzip von CASTIGLIANO besagt, daß die im deformierten System untergebrachte Formänderungsarbeit ein Minimum ist.*

Zu IV:
Vorschlag zur Gliederung einer *Allgemeinen Pathologie* des Gefäßsystems. Ich sehe folgende *systemimmanente Ordnungsmöglichkeiten:*

A. Störungen der geweblichen Ausreifung der Gefäßwände:
   Enwicklungsstörungen, Hamartie, „carry over", Prämaturitas.

B. Störungen des Erhaltungs- und Funktionsstoffwechsels der Wandstrukturen:
   a) Abiotrophie, Medionecrosis, Nekrohamartosis;
   b) Alterung.

C. Belastungsschäden:
  a) Physikalische und physikochemische, z. B. durch vermehrtes Stromzeitvolumen, durch arteriellen Bluthochdruck;
  b) chemische: dyskrasische, toxische, entzündliche Belastungen, „Angiopathie dyshorique";
  mikrobielle Schäden, Virusbefall, AAR.

D. Reparative Vorgänge:
  Wundheilung, Protheseneinheilung, Transplantation.

E. Blastomatöse Veränderungen:
  Blastomatöse Dysplasie; geschwulstähnliche, aber auch generalisierte und echte Neubildungen.

Um die Möglichkeiten einer vernünftigen, d. h. logisch vertretbaren, den nosologischen Entitäten gerechtwerdenden Einteilung der Gefäßkrankheit wurde schon lange gerungen (GIAMPALMO 1958; 1967).

In den „Gesammelten Abhandlungen zur wissenschaftlichen Medizin" hat VIRCHOW (1856) – noch heute lesens- und beherzigenswert – geklagt: „Es gibt wenige Punkte in der speziellen Pathologie, welche allmählig zu einem solchen Grad der Verwirrung gekommen" sind wie die Krankheiten des Gefäßsystems. VIRCHOW knüpfte an CRUVEILHIER an, der die vitale Blutgerinnung im Inneren der Gefäße als Fundamentalphänomen der Entzündung verstanden hatte.

Tatsächlich ist die „historische Gliederung" der Arterienerkrankungen, wie sie sich VIRCHOW geschaffen (und erdacht hatte), noch heute interessant (Tabelle 1). Er unterscheidet Ätiologie und Pathogenese, bedenkt die pathologische Leistung mechanischer Faktoren, die Ablagerung der Metabolite (Schleim, Kalk, Fett) und bezieht die letztendlichen Veränderungen auf feingewebliche Strukturen, also auf Zellen, Grundsubstanz und Fibrillen. In *unsere* Gruppen A und B gehören die heredodegenerativen Krankheiten, das Marfan-, das Morgagni-Turner-Albright-, das Ehlers-Danlos-, das Ellis-van Creveld-Syndrom cum sequelis. Ich denke an die disruptiven Erkrankungen, aber auch die Isthmusstenosen der Aorta, schließlich den Komplex der Medianekrosen Gsell-Erdheim-Cellina (Lit. bei DOERR 1970). Zu den „Belastungsschäden" gehören alle Formen und Grade der Arteriosklerose, aber auch die hypertonische Gefäßerkrankung der mittelstarken und kleinen Gehirnschlagadern, schließlich der Formenkreis echter entzündlicher Arteriopathien. Daß die Abgrenzung metabolischer Atherosklerosen von den Spätfolgen einer Endarteriitis schwierig sein kann, hat die Pathologen schon seit 60 Jahren bewegt (JÄGER 1932). Ich erinnere daran, daß Hr. BREDT aufgrund sorgfältiger Abwägung aller Befunde glaubte, aussprechen zu dürfen, bestimmte Formen der Arteriosklerose (Gangart II von DOERR, 1970) könnten als Lentaform der Endarteriitis obliterans gewertet werden (BREDT 1942; 1962). Die Debatte kreiste viele Jahre um die Sonderstellung der juvenilen Coronarsklerose (v. ALBERTINI 1938; 1943; MEESSEN 1941; WALTHARD 1942; E. MÜLLER 1949; BREDT 1949; DOERR 1979). Für den distanzierten Betrachter der Szene zeichnen sich folgende pathogenetische Grundlinien ab, die heute mehr denn je, ursprünglich weit voneinander entfernte, in ihrem Wesen disparate Standpunkte zu einem Ausgleich zu bringen im Begriffe stehen.

Tabelle 1. Hauptformen der Arterienerkrankungen im Sinne von VIRCHOW

Endarteriitis chronica deformans		Einfache fettige Degeneration	Mediaverkalkung
Ätiologie	mechanische Beanspruchung d. Gefäßwände u. Dyskrasie (Chlorose, Rheuma), an besonders belasteten Stellen	mechanische Beanspruchung d. Gefäßwände	„freie" Kalksalze
Pathogenese	Lockerung d. Grundsubstanz d. Intima, vermehrte Flüssigkeitsaufnahme	Fetteinlagerung auch in unverändertes Gewebe	Ablagerung der Kalksalze auch in das Innere d. Muskelfasern, evtl. Übergreifen auf andere Schichten

↙   ↘

fibrilläre Verdickung der Grundsubstanz   gallertartige Metamorphose

Vergrößerung u. Teilung der Bindegewebszellen
= Aktiver Prozeß
= Entzündung im Sinne v. VIRCHOW

↙   ↓   ↘

Atherom, fettige Usur, Knochenplatten

Ich will versuchen, die interessante Problemlage zu charakterisieren: Ich zeige ein von mir zusammengestelltes Repertoire zur (historischen) Terminologie der Atherosklerose (Tabelle 2). Wie Sie sehen, hielten unsere Altvorderen die Atherosklerosen für eine „Aortitis". Der Entzündungsbegriff war damals ein anderer. Entzündung galt als Stoffwechselstörung, die sich von anderen unterschied durch Schnelligkeit, Gewalt und den „Charakter der Gefahr" (VIRCHOW 1854). Heute, nachdem in aller Welt die zellularen Vorgänge bei der Entfaltung sogenannter Initialläsionen definiert sind (WISSLER 1968; FUCHS 1977; STARY 1983; 1990), die Träger der Plaquebildung als Monozyten, d. h. doch wohl immunkomponente Makrophagen – jedenfalls so gut wie immer – erkannt sind (SCHAEFER und ASSMANN 1980; SCHAEFER 1981; SCHWARTZ et al. 1990; MITCHINSON et al. 1990), kann der Gedanke, daß bei den geweblichen Veränderungen zur Atherombildung Äquivalente einer Entzündung eine Rolle spielen, nicht mehr als verpönt gelten.

Der Makrophage ist *die* Zelle in der Intima der Arterien zur Akkumulation von Lipidtropfen und von größter Wichtigkeit für die Aufnahme und Verarbeitung der Lipoproteine. Es ist die Rezeptorzelle (SCHMITZ 1989). Die Langhans-Wissler-Hofmann-Zellen (smooth muscle cells) haben eine längere Lebenspanne als die Makrophagen; sie sind widerstandsfähiger, und dadurch ändert sich das Zellbild, je länger eine Plaque besteht (STARY 1990).

Was die große Familie der eigentlichen *Arteriitiden* anbetrifft, muß man sich klarmachen, daß nur wenige Formen eigenständig sind, also eine *Entité morbide* bilden; die meisten dürften als „Mitreaktion" gelten. Der Verdacht, daß Virus-Infekte

Tabelle 2. Terminologisches Repertoire zur Atherosklerose

Überlieferung aus der mittelalterlichen Medizin („Haltepunkt" etwa 1662, Belloni zit. nach Hofer)	Arterienwände enthielten melliceris — Honig atherae — Getreidebrei steatomata — Talg – Schmeer
MORGANI 1771	atheromatöse Veränderungen
John HUNTER 1784	phlebitische Alterationen
ANDRAL 1830	Gänsegurgelarterie
LOBSTEIN 1833	„arterio-sclerosis" augmentation d'epaisseur comme une ostéosclérose; Ablagerung „comme la purée de pois"
BIZOT 1837	Atheroma Plaques
CRUVEILHIER 1838	la phlébite domine toute la pathologie
ROKITANSKY 1846	Proteinkörperinkrustation
VIRCHOW 1858, 1859	Atheromasie
FOERSTER 1862	Atheromatose als chron. Arteriitis
RINDFLEISCH 1878	Endaortitis chronica deformans Atheroma usurans aortae

eine Rolle spielen, konnte immer wieder einmal belegt werden (BURCH 1974; BENDITT et al. 1983; GYORKEY et al. 1984). Meines Wissens hatte Friedrich FEYRTER wohl als Erster – schon 1954 – auf das Vorkommen einer „Virusangiopathie" bei Zoster und herpetiformen Erkrankungen hingewiesen.

Zu V:
Streiflichter auf aktuelle Fragen und Befunde. Lassen Sie mich einige Bemerkungen machen zu den disruptiven Erkrankungen, zu den „Gangarten" der Arteriosklerose, schließlich zu seltenen entzündlichen und blastomatösen Reaktionen.

1. *Die „letzten Ursachen" disruptiver Erkrankungen,* vor allem der Aorta betreffen einen historischen Gegenstand. Die erste Systematik betreffend Bau und Ausbildung der Aneurysmen stammt von ROKITANSKY. Sehr berühmt wurde der Bericht des englischen Arztes Dr. LATHAM in den Transactions of the Pathological Society London 1856, daß einer seiner Patienten, ein 51-jähriger Mann, nach einem arbeitsreichen Tag einen pectanginösen Anfall erlitten, ein inneres krachendes Geräusch, als ob etwas geplatzt wäre, gehört habe und etwa drei Wochen später gestorben sei. Bei der Autopsie habe man ein dissezierendes Aneurysma „von oben bis unten" gefunden.

Wichtig scheint in derlei Fällen eine (fast) circumferentielle Ruptur der Intima, von der aus ein „Hohlmantel" entsteht, der, besteht das Aneurysma einige Wochen, endothelisiert werden kann. Eduard v. RINDFLEISCH hat die Auffassung vertreten daß die „systolische Spreizung" des Aortenbogens diesen von seinen Vincula abreißen, jedenfalls eine Desintegration der Media verursachen könne (1878; 1884; 1893). Er glaubte, die Initialorte der Desintegration auf eine Linie projizieren zu können, bezeichnet durch die maximale Druckbelastung und hervorgerufen durch den spiralig vorbeigeführten Blutstrom. Er sprach von der *„Brandungslinie".*

> Ich habe in den Jahren 1956–1960 durch meinen damaligen Mitarbeiter und Freund Klaus GOERTTLER die Aorten vieler Menschen post mortem durch Technovit ausgießen lassen und konnte mich davon überzeugen, daß die Aorta im Regelfall eine ungemein typische Form besitzt und die Brandungslinie einer Realität entspricht.

Sie werden es verstehen, daß die Aortenwände nach Erstarrung der Ausgüsse abpräpariert, longitudinal aufgeschnitten und untersucht wurden. Dabei zeigte sich, daß die Intima, besonders im Bereich der Innenkurven, einem Mesenchymschwamm gleicht. Die dort etablierten Zellen sind polyvalent, sie dienen resorptiven, defensiven (also entzündlichen) und reparativen Funktionen (KNIERIEM 1970; HOFMANN und GOGER 1974; 1976; 1977; HAUST 1977; RETTIG 1979; OREKHOV et al. 1986). Durch Immunfluoreszenz mittels Isothiozyanat lassen sich in aller Regel, d. h. in den meisten Intimazellen, Myosinfibrillen nachweisen. Die *Media* der menschlichen Aorta besteht aus 45 bis 60 elastischen Platten; sie sind niemals komplett zirkulär angordnet, sondern nur etwa $^{1}/_{2}$–$^{3}/_{4}$ zirkulär etabliert. Es handelt sich um ein Scherengitter. Die Halterung erfolgt dadurch, daß die glatten Muskelfasern der Media durch „Kontaktpunkte", man spricht von „bobbins", also Klöppelspitzen, mit der Mukoidscheide der elastischen Fasern verbunden sind. Die ungarische Schule (ORSÓS 1931; BANGA, SZABO und BALÓ 1956; JELLINEK 1976) hat sich erfolgreich um die Aufklärung bemüht. Der erfahrene Obduzent weiß, daß mit zunehmendem Lebensalter die Dehnbarkeit der Aorta abnimmt. Er prüft mittels Querschnitt durch die Lendenaorta am Ende einer Autopsie, ob und welche elastischen Retraktionen nachweisbar sind. Wenn man die Schnitte verascht und diese im polarisierten Licht betrachtet, ist man überrascht, daß mit steigendem Lebensalter eine zunehmende Ablagerung von Hydroxylapatitkristallen erfolgt. Je älter der Mensch wird, umso mehr wandert die Kalksalzablagerung von innen nach außen (ZORN 1982; DOERR 1989); sie folgt dem Druckgefälle der Perfusion.

Ich gehe davon aus, daß Ihnen der Unterschied zwischen Arteri- oder Aort-Ektasie und Aneurysma geläufig ist. Die Ektasie ist eine seneszente Dilatation durch Ermüdung der elastisch-muskulären Kontaktpunkte oder Kalksalzimprägnation der Mukoidscheiden, das Aneurysma die Folge einer im allgemeinen herdförmigen Zerstörung der elastischen Fasern. Felix HELMSTEDTER, ein Schüler von v. RECKLINGHAUSEN, hat die Vorgänge vorzüglich dargestellt. Nicht „Dehnung" ist das entscheidende Prinzip, sondern „Kontinuitätstrennung". *Die Histochemie der Aortenwand hat keinen Schlüsselbefund gebracht.* Zwei *experimentelle Hinweise* müssen genügen:

> Ich besitze aus dem Nachlaß von Geh. Rat Arnold HELLER in Kiel eine Originalabbildung von JOSUÉ. Sie zeigt die *Adrenalinnekrose* einer Kaninchenaorta aus dem Jahre 1904, einen sozusagen klassischen Befund.
> Ich selbst hatte jahrelang mit *Lathyrus odoratus* gearbeitet. Der Wirkstoff β-Aminopropionitril aus dem Mehl der Süßerbse erzeugt bei allen Tieren, besonders jugendlichen, in Tagen und Wochen Veränderungen des Skelettes, mehr noch der Aortenwand. Der Deutungswert ist ein zweifacher: Die feineren Vorgänge gleichen denen bei Gsell-Erdheim'scher Medianekrose,

und es brauchen keine initiierenden Intimaveränderungen zu bestehen. Die Blutung entsteht vielmehr von außen her, von den Vasa vasorum! β-Aminopropionitril greift in den Erhaltungsstoffwechsel der Schlagaderwände ein, erzeugt schleichende Umbauten und tötet die Tiere durch Ruptur der Aneurysmen an den Stellen stärkerer mechanischer Belastung.

In den letzten Jahren (seit 1976) ist mir eine neue Form von Aneurysmen älterer Männer, und zwar in mehr als 20% der Fälle, begegnet, das *entzündliche Aneurysma.* Worum es sich eigentlich handelt, weiß man nicht (SIEBENMANN et al. 1988; DOERR 1988). Manchmal besteht eine peritoneale Fibrose, die BSG ist erhöht, die modernen bildgebenden Verfahren bringen sie an den Tag, die Histologie der Resektate zeigt Infiltrate durch T-Lymphocyten in der Adventitia, besonders der Lendenaorta.

2. *Gangarten der Arteriosklerose.* Die Arteriosklerose ist nach THOMA eine *kompensatorische Endarteriopathie.* Er glaubte, aufgrund physikalisch-mathematischer Untersuchungen und der Anfertigung von Arterienausgüssen (mit Paraffin) den kühnen Gedanken formulieren zu dürfen: Die Arteriosklerose entstehe auf dem Boden einer primären Schwäche der Media. Diese sogenannte Mediomalazie könne diffus, aber auch umschrieben auftreten. Sie führe auf jeden Fall zu einer Erweiterung des Gefäßlumens. Diese mache eine Verlangsamung des Blutstromes, jene aber induziere eine Verdickung der Intima. Im Bereiche der letzteren käme es zu Verfettung und atheromatösen Usuren. Die arteriosklerotischen Plaques würden also zunächst nur eine Kompensation bedeuten.

Die an den Leichenaorten deutlichen Erhabenheiten würden in vivo nicht über die innere Gefäßwandoberfläche prominieren, sie lägen im Niveau der Intima. Die innere Oberfläche der Gefäßwand bliebe also einigermaßen glatt. Sie wäre also auch in Fällen deutlicher arteriosklerotischer Veränderungen etwa genauso groß – flächengleich – wie in den Tagen vor Beginn der Sklerosierung.

Die Oberfläche einer inneren Gefäßwand in vivo exakt zu bestimmen, ist nicht einfach. Ich versuchte, die elektrische Ladungskapazität zu ermitteln, war aber der Aufgabe nicht gewachsen. Also haben wir, meine Mitarbeiter und ich, – ich nenne wiederum besonders Klaus GOERTTLER –, bei insgesamt 300 Sektionen (in Berlin, Kiel, Heidelberg) die Aorten unter Druckverhältnissen, die denen im Leben angenähert waren, ausgegossen. Das Methyl-met-acrylat Technovit bewährte sich vortrefflich. Die Ausgüsse zeigten die im Tode vorhanden gewesene Form und ließen, dies war mir wichtig, Niveauunterschiede der Intima deutlich erkennen. THOMA konnte also nicht – jedenfalls nicht vollständig – recht haben. In vielen Fällen wurden nach dem Vorbild der Ausgußformen Glasmodelle geblasen und durchströmt. Dabei zeigte sich eine Beziehung der arteriosklerotischen Veränderungen zu Turbulenzen der Strömung. Die Innenkurven einerseits, die Seitenarterienursprünge andererseits zeigten Ablösungen des Flüssigkeitsstromes von der Wand, schienen also für hydrodynamische Belastungen und Scherspannungen prädestiniert.

Diese Untersuchungen regten zum Nachdenken an. Denn ob Veränderungen an *den* Stellen, an denen man sie als aufmerksamer Obduzent wahrnimmt, auch wirklich entstanden sind, weiß man nicht. *Erkenntnisgrund und Realgrund, Morphogenese und Pathogenese sind nicht dasselbe. Tatsachenforschung und Wesensforschung schließen sich wie ein Gestaltkreis zu einem Erkenntnisprozeß zusammen.*

Die in der Folge der Ausgußuntersuchungen angefertigten Totalpräparate, zunächst der Aorta, gelegentlich auch muskulärer Schlagadern brachte wie von selbst die Einsicht, daß das, was man Arteriosklerose nennt, *keine Krankheitseinheit* sein kann. Ich meine nicht die territorialen Besonderheiten

> etwa die Gänsegurgelarterie,
> die scalariforme Sklerose der Gefäße des Circulus arteriosus,
> die hypertronische Sklerose mit intramuralen Blutungen und manches andere,

sondern die *Hauptmanifestationsformen.* Hierbei handelt es sich um *zwei Kardinalphänomene,* nämlich

> einmal um solche Formen, bei denen der Elementarvorgang in einer Störung des Stofftransportes excentro in peripheriam et ab intima in adventitiam begründet liegt,
> zum anderen diejenigen, bei denen polytope, proteoglykanreiche zellulare Proliferate sogenannte Noppen, also stenosierende Erhabenheiten, bilden.

Ich nenne die erste Form die *benigne,* sie tritt mit zunehmendem Lebensalter vermehrt in Erscheinung. Die zweite Form kann als *maligne* bezeichnet werden. Sie begegnet uns als juvenile Coronarsklerose.

Wir *Pathologen orientieren* unsere *Terminologie* nach der Gestalt, nach der biorheutischen Bindung eines Vorganges, nach den Startmechanismen, nach der Verlaufsgeschwindigkeit und dem Gefahrenwert. Arteriosklerose präsentiert sich also im Gewand einer bestimmten Typologie; sie besitzt eine ausgesprochene Polyphänie. Das *Grundsätzliche* ihrer Entstehung sehe ich so: Die Arteriosklerose entsteht durch *drei Ursachenkomplexe,* nämlich:

a) weil der Transportweg vom Herzen zur Peripherie und von der Intima zur Adventitia nicht stimmt;

b) weil über die innere Oberfläche Stoffe angeboten werden, die nicht indifferent sind;

c) weil die Gefäßwand auf physikalische, chemische, immunologische Reize durch strukturelle Veränderungen reagiert, die durch zellulare Proliferate mit enzymatischen Aktivitäten, durch Nekrobiosen mit Entleimung, durch Fällung und Narbenbildung ausgezeichnet sind.

Diese Ursachenkomplexe arbeiten nach dem Prinzip der *Heterometrie.* Ich sehe die neuralgischen Punkte in

> einer *Störung der Endotheltapete*
> > aus hämodynamischer Ursache,
> > durch chemische Reize,
> > Plasmakatecholamineffekte,
> > psychische Belastungen,
> > Zigarettenrauchen,
> > arterielle Hypertonie,
> > atherogenen Index LDL/HDL/Cholesterin (KRONE 1989) und
> einer *Störung des Wechselspiels* zwischen aggregationsfördernden vasokonstriktiven und aggregationshemmenden vasodilatativen Faktoren, Thromboxan A_2 und Prostazyklin.

Sie bewirken Abscheidungsthrombus, Lipoprotein-rezeptorvermittelte Einsicke-rung mit eigener morphologischen Leistung und die Freisetzung von Plättchenstof-fen. Diese induzieren die Proliferation der nicht-endothelialen Intimazellen.

3. Wer sich mit der Nosologie *entzündlicher Gefäßerkrankungen* auseinandersetzen mußte, orientierte sich terminologisch bis vor kurzem nach dem Vorschlag von ZEEK (1952). Danach beanspruchten die generalisierenden und nekrotisierenden Arteriiti-den eine zentrale Stellung. Sie konnten gut definiert werden, jeder Erfahrene kannte die drei Grundformen:

a) die Gruppe der Arteriitis obliterans v. Winiwarter-Buerger,
b) die Gruppe der Periarteriitis nodosa Kussmaul-Meier,
c) die Gruppe der Hypersensitivity angiitis (Zusammenstellung bei DOERR 1970),

ohne jede Schwierigkeit.

Das proteusartige Bild hat sich in den letzten Jahren geändert. Die Streptokokkosen sind seltener geworden, virale Infekte scheinen im Vormarsch. Herr College LEU in Zürich hat soeben eine neue Gliederung vorgelegt, die sich orientieren möchte

nach dem Gefäßtyp,
dem Befall der Wandschichten – welcher (?) –,
dem Organbefall,
der eigentlichen Entzündungsform,
dem Ausbreitungsmodus.

Der Versuch einer immunologischen Charakteristik ist noch nicht gelungen; vielmehr ist der alte Begriff der Pathergie wieder aufgetaucht (Wegener'sche Granulomatose; Churg-Strauß'sche Granulomatose; lymphomatoide Granuloma-tose nach LIEBOW).

Wir hatten bei Gg. B. GRUBER gelernt, daß große Arterien von außen, über die Vasa vasorum (Beispiel: Mesaortitis luica), kleine von innen (Beispiel: Kussmaul-Meier'sche Krankheit) erkranken. Daß dies alles nicht so sein muß, hat mich eine Beobachtung der letzten Wochen gelehrt:

Ein 11 Jahre alter Junge, der an einer grippeähnlichen Gesundheitsstörung mit meningealem Reiz erkrankt war, starb vier Wochen später, scheinbar genesen, während er Flöte spielte, plötzlich. Es fand sich ein *Kawasaki-Syndrom.* Herr College KIETZ (bei Herrn Professor MÜLLER-WALLRAFF) in Amberg fand ein rupturiertes Aneurysma der linken Arteria coronaria und die Zeichen der Coronarinsuffizienz. Zweifellos liegt eine lymphocytäre Entzündung der Aortenwand, vor allem aber der Kranzschlagadern, vor, ohne Endarteriitis, also ohne topistische Ordnung der Erscheinungen, offenbar allein charakterisiert durch eine perforative Nekrose, wahrscheinlich durch Virusbefall.

Es existiert eine umfangreiche Literatur über das „mukokutane Lymphknotensyndrom mit Periarteriitis der Kranzarterien" (FANCONI et al. 1978; WUILLOUD et al. 1979; FRITZ et al. 1981; ALLAL et al. 1989). TANAKA (et al. 1986) kennt 61, SCHAAD (et al. 1990) 32 Fälle. BOURRILON (et al. 1989) unterscheidet vier Krankheitsstadien; in etwa 30% der Fälle müsse mit Befall der Coronararterien gerechnet werden (ENGELHARDT et al. 1990). Es scheint, daß man die Krankheit seit 1961 kennt.

Die Dinge sind in voller Bewegung, und auch als alt gewordener Beobachter erlebt man Überraschungen.

4. *Blastomatöse Erkrankungen der Gefäßwand.* In der Sammlung des Pathologischen Institutes Heidelberg befand sich das Präparat eines „emboliformen Sarkoms" der A. pulmonalis. Der Fall war 1928 von C. FROBOESE, damals Privat-Dozent bei Paul ERNST, publiziert worden. Sehr viel später habe ich einen sehr ähnlichen Fall im Sektionsgut entdeckt (HENRICHS et al. 1979). Jetzt ist eine einschlägige Untersuchung aus München erschienen (NERLICH et al. 1990). *Was ist das Besondere?* Ich hatte soeben zwischen den Kardinalformen der Arteriosklerose unterschieden, der benignen und der malignen. Bei der letzteren spielen zellreiche, polytop angeordnete, noppenförmige Plaques die Hauptrolle. BENDITT und BENDITT (1973; 1976; 1977; 1978) hatten von Zellen einer abnormen Klonierung gesprochen, ja den Gedanken geäußert, daß so etwas wie eine gutartige Geschwulstbildung vorliegen könnte. Dieser Gedanke hatte eine nahezu generelle Ablehnung gefunden, schien es doch unglaublich, in dieser Weise eine Brücke schlagen zu wollen zwischen den reaktiven Wandveränderungen bei Arteriosklerose *und* einer Geschwulstkeimanlage. Weder BENDITT noch seine Gegner kannten die Literatur. Ja, ich bin ganz sicher, daß die sogenannten Sarkome der Innenhaut der Arteria pulmonalis das blastomatös-excedierende Zerrbild der harten Plaques darstellen.

Ich hatte mir erlaubt, auf diesen sehr besonderen Fall hinzuweisen, weil er zeigt, wie geduldiges Studium zum Ausgleich disparater Auffassungen führen kann. *Zuviel* und *Zuwenig* sind die Elemente der Pathologie (Heterometrie). Ein Zuviel an Plättchenstoffen ist wahrscheinlich die Ursache für die seltene „echte Geschwulstbildung" der Gefäßwände.

So wie wir zu wissen glauben, daß sich genetisch bedingte Defekte bei der Synthese von Rezeptoren auswirken, nämlich auf familiäre Hypercholesterinämie, daß die Affinität des Rezeptors für LDL oder aber die Bindung des Rezeptors an die coated pits gestört werden, kurzum daß erbliche Fehlsteuerungen tief eingreifen können in den Metabolismus der Makrophagen, vielleicht auch der smooth muscle cells, so mögen auch ungewöhnliche zellulare Proliferate der Intima zu unerwarteten pathischen Phänomenen führen (W. H. HAUSS 1973; WICK et al. 1989; DRESEL 1989).

In GOETHES Gesprächen mit ECKERMANN heißt es, daß auch das Unnatürlichste Natur sei, wer dies nicht allenthalben sehe, sähe sie – die Natur – nirgendwo richtig. In unserer Fachsprache heißt dies: Die Pathologie des Gefäßapparates muß juxta propria principia verstanden werden, wer dies nicht sieht, versteht die inneren Zusammenhänge nicht. Er gleicht einem Vogel, der in den Maschen seiner Schicksalsfäden, also seines intellektuellen Fatum, gefangen ist!

Literaturverzeichnis

ALBERTINI, A. v.: Die Bedeutung entzündlicher Erkrankungen der Koronararterien für die Pathogenese der Koronarsklerose. Schweiz. Z. Path. 1:163 (1938)
ALBERTINI, A. v.: Zur Frage der juvenilen Koronarsklerose. Schweiz. med. Wschr. 73:796 (1943)
ALLAL, J., VIEYRES, C., GUILHEM, J. P., COISNE, D., BERTHIER, M., et R. BARRAINE: Intérêt de l'echocardiographie dans le diagnostic des formes compliqées de la maladie de Kawasaki. Arch. mal. coeur 82:1443–1449 (1989)

ARNOLD, J.: Über Diapedesis. Virchows Archiv 58:203 *und* 231 (1973)

BANGA, J., BALÓ, and D. SZABÓ: Metacollagen as the apparent elastin. J. Geront. 11:242 (1956)

BELL, Ch.: Darstellung der Arterien. 3. Auflage. Leipzig: Baumgartner 1819.

BENDITT, E. P.: Implications of the monoclonal character of human artherosclerosis plaques. Beitr. Path. 158:405 (1976)

BENDITT, E. P.: The origin of atherosclerosis. The monoclonal hypothesis, which holds that the proliferating cells of an atherosclerosis plaque all stem from one mutated cell, suggests new lines of research on the causes of coronary disease. Scientific American 1977, Februar, Heft 2, S. 74

BENDITT, E. P.: Implications of monoclonal character of human atherosclerotic plaques. Am. J. Path. 86:693 (1977)

BENDITT, E. P.: Monoclonal character of human atherosclerotic plaques. In: SCHETTLER, G., STANGE, E., WISSLER, R. W.: Atherosclerosis, is it reversible? Berlin – Heidelberg – New York: Springer 1978, S. 7

BENDITT, E. P. and J. M. BENDITT: Evidence for a monoclonal origin of human atherosclerotic plaques. Proc. nat. Acad. Sci. (Wash.) 70:1753 (1973)

BENDITT, E. P. BARRETT, Th. and J. K. MCDOUGALL: Viruses in the etiology of atherosclerosis. Proc. Nat. Acad. Sci. USA 80:6386 (1983)

BIZOT, J.: Recherches sur le coeur et le système artériel chez l'homme. Mém. de la soc. méd. d'obs. Tome I, S. 262–411. Paris 1837

BÖCKH, E. M.: Über den seitengebundenen Windungssinn der Mediastrukturen der peripheren Körperschlagadern. Virchows Archiv 320:487–494 (1951)

BOUISSOU, H., PIERAGGI, M.-T., JULIAN, M. and L. D. BLAZY.: Cutaneous aging. Front. Matrix Biol. 1:190 (1973) a

BOUISSOU, H., PIERAGGI, M.-Th., JULIAN, M. et R. BERTRAND.: Histologie et ultrastructure du tissue conjonctiv pelvien. XXVIᵉ assises Francaises de Gynécologie. Paris: Masson Cie 1973, S. 35, b

BOUISSOU, H., PIERAGGI, M.-Th., JULIAN, M. and L. DOUSTE-BLAZY.: Cutaneous aging. Front. Matrix Biol. 1:190–211 (1973) c

BOUISSOU, H., PIERAGGI, M.-Th., JULIAN, M., DOUSSET J.-C., et L. DOUSTE-BLAZY.: Le vieillissement cutané, ses rapports avec l'artérioslcerose et l'athérome aortique. Angéiologie 26:259–271 (1974) a

BOUISSOU, H., PIERAGGI, M.-Th., JULIAN, M., DOUSSET J.-C., et L. DOUSTE-BLAZY.: Le vieillissement cutané, ses rapports avec l'artérioslcerose et l'athérome aortique. Angéiologie 26:259 (1974) b

BOUISSOU, H., JULIAN, M. et M. T. PIERAGGI.: Lathyrisme chronique. Gerontologia 20:102 (1974) c

BOUISSOU, H., PIERAGGI, M.-Th., JULIAN, M., BONAFE, J.-L., DUTAU, G. et P. ROCHICCIOLI: Le tissue élastique dermique au cours des broncho-pneumopathies chroniques chez l'enfant. Arch. Anat. Cytol. path. 24:413 (1976) a

BOUISSOU, H., PIERAGGI, M.-T., JULIAN, M. and L. DOUSTE-BLAZY.: Simultaneous degradation of elastin in dermis and in Aorta. Front. Matrix Biol. 3:242 (1976) b

BOURRILLON, A., SEBAN, E. et C. VITOUX-BROT: Le syndrome de Kawasaki. La Presse Médicale 18:933–936 (1989)

BRAUS, H.: Experimentelle Beiträge zur Morphologie, Bd. I, S. 1. Die Morphologie als historische Wissenschaft. Leipzig: W. Engelmann 1913

BREDT, H.: Entzündung und Sklerose der Lungenschlagader. Ein Beitrag zur Kenntnis des Begriffes und der Erscheinungsformen der Endarteriitis und Arteriosklerose. Virchows Archiv 308:60 (1942)

BREDT, H.: Über die Sonderstellung der tödlichen jugendlichen Coronarsklerose und die gewebliche Grundlage der akuten Koronarinsuffizienz. Beitr. path. Anat. 110:295 (1949)

BREDT, H.: Begriffsbestimmung und Fortschritte in der Morphologie von Hypertonie und Atherosklerose. Regensb. Jb. ärztl. Fortbildung. X, 6:355 (1962)

BROEMSER, Ph.: Über die Abstimmung zwischen physikalischen Konstanten des Gefäßsystems und der Herztätigkeit. 13. Tgg. Dt. Physiol. Ges. (Göttingen 20.–23. 09. 1934). Ber. üb. ges. Physiol. 81:373 (1934)

BURCH, G. E.: Viruses and arteriosclerosis. Am. Heart J. 87:407 (1974)

DOERR, W.: Perfusionstheorie der Arteriosklerose. Stuttgart: Thieme 1963

DOERR, W.: Gangarten der Arteriosklerose. S'ber. Heidelberger Akad. d. Wissenschaften, math.-naturw. Klasse, Jahrgang 1962/64, 4. Abhandlung. Heidelberg: Springer 1964

DOERR, W.: Allgemeine Pathologie der Organe des Kreislaufs. Handb. Allg. Path. Bd. III, Tl. 4, S. 205 (dort weitere Literatur!). Berlin – Heidelberg – New York: Springer 1970

DOERR, W.: Perfusionstheorie der Arteriosklerose. Atherogenese 1:79–87 (1976)

DOERR, W.: Koronariitis. Deutsches Ärzteblatt 78:2033 (1979)

DOERR, W.: Der anatomische Gedanke und die Heidelberger Medizin. In: W. DOERR (Herausgeber): Semper apertus, Bd. IV, S. 92–124. Heidelberg: Springer 1985

DOERR, W.: Die Pathologie Virchows und die Lehre von der Arteriosklerose. Pathologe 8:1–8 (1987)

DOERR, W.: Über den Krankheitsbegriff, dargestellt am Beispiel der Arteriosklerose. S'ber. Heidelberger Akad. d. Wissenschaften, math.-naturw. Klasse, 2. Abhandlung. Berlin – Heidelberg – New York: Springer 1989

DRESEL, H. A.: Die mögliche Bedeutung von LDL-Scavenger-Rezeptoren in der Pathogenese der Arteriosklerose bei Hypercholesterinämie. In: G. KLOSE (Hrsg.): Arteriosklerose. Berlin – Heidelberg – New York: Springer 1989, S. 26–34

ENGELHARDT, W., MÜLLER, E., KEUTEL J, KLUITMANN, G., OBERHOFFER, R., und G. v. BERNUTH: Koronaraneurysmen nach Kawasaki-Syndrom. Zschr. Kardiologie 79:336-340 (1990)

EULER, L.: cf. Gottfried Kunze

FANCONI, A., BODNER, P. und B. EGLOFF: Akutes mukokutanes Lymphknotensyndrom (Kawasaki-Syndrom) mit letaler Periarteriitis nodosa der Kranzarterien. Helv. paediatr. Acta 33:135–140 (1978)

FEYRTER, F.: Zur Pathogenese des Zoster, der Varizellen und der herpetischen Erkrankungen des Menschen. Österreich. Zschr. Kinderheilk. 10:43 (1954)

FISCHER, H.: Über die funktinelle Bedeutung des Spiralverlaufes der Muskulatur in der Arterienwand. Morphol. Jahrbuch 91:394 (1951)

FRANKE, R.-P., HÖPKEN, S., SCHNITTLER, H.-J., FUHRMANN, R., DAUER, U., ZANGS, R., HOFSTÄDTER, F. und Ch. MITTERMAYER: Wirkung von Scherkräften auf humane Endothelzellen. In: E. BETZ (Hrsg.): Frühveränderungen bei der Atherogenese. München – Bern – Wien: W. Zuckschwerdt 1987, S. 56–61

FRITZ, M.-E., GIAMBONINI, S., JUNI, R. und V. D'APUZZO: Das mukokutane Lymphknotensyndrom (Kawasaki-Syndrom). Schweiz. med. Wschr. 111:566–571 (1981)

FUCHS, U.: Submicroscopy of the arterial vascular wall. Jena: VEB Gustav Fischer 1977

GAY, S. and L. BALLEISEN: Components of the lesion and regression. In: SCHETTLER, G., STANGE, E., W. R. WISSLER: Atherosclerosis, is it reversible? Berlin – Heidelberg – New York: Springer 1978, S. 35

GIAMPALMO, A.: Valutazione patocinetica delle angiopatie. Folia Angiologica 1958, S. 3

GIAMPALMO, A.: Über Pathogenese und Pathokinese der Arteriopathien und über Pathogenese der Organopathien durch Störungen der Blutversorgung. Forschung, Praxis, Fortbildung 18:147 (1967)

GOERTTLER, Kurt: Die funktionelle Bedeutung des Baues der Gefäßwand. Dtsch. Z. Nervenheilk. 170:433 (1953)

GRAY, W. R., SANDBERG, L. B. and J. A. FOSTER: Molecular model for elastine structure and function. Nature 246:461 (1973)

GRUBER, G. B.: Kasuistik und Kritik der Periarteriitis nodosa. Zbl. Herz- u. Gefäßkrankh. 18:145 (1926)

GUTSTEIN, W. H.: The central nervous system and atherogenesis: endothelial injury. Atherosclerosis 70:145 (1988)

GYORKEY, F., MELNICK, J. L., GUINN, G. A., GYORKEY, P. and M. E. DE BAKEY: Herpes viridae in the endothelial and smooth muscle cells of the proximal aorta in arteriosclerotic patients. Exp. and Molecul. Pathology 40:328 (1984)

HANSEMANN, D. V.: Deszendenz und Pathologie. Berlin: A. Hirschwald 1909

HAUSS, W. H.: Kreislauferkrankungen als genetisches und multifaktorielles Problem. Monatskurse ärztl. Fortbild. 23:129 (1973)

HAUST, M. D.: Myogenic foam cells in explants of fatty dots and streaks from rabbit aorta. Atherosclerosis 26:441 (1977)

HELMSTEDTER, F.: Du mode de formation des anéurysmes spontanés. I. D. med. Strasbourg 1873

HENLE, J.: Handbuch der rationellen Pathologie. Braunschweig: Vieweg u. Sohn 1846, Bd. I

HENRICHS, K. J., WENISCH, H. J. C., HOFMANN, W. und F. KLEIN: Leiomyosarcoma of the pulmonary artery. Virchows Archiv, A, 383:207–216 (1979)

HIS, W. (sen.): Die Häute und Höhlen des Körpers. Academisches Programm. Basel: Schweighauserische Universitäts-Buchdruckerei 1865

HIS, W. (sen.): Die Häute und Höhlen des mittleren Keimblattes. In: W. HIS der Ältere. Bern und Stuttgart: Bern 1965

HOFF, F.: Erlebnis und Besinnung. Erinnerungen eines Arztes. Frankfurt und Berlin: Ullstein 1971

HOFMANN, W. and D. GOGER: Report on the differentiation of vascular wall smooth muscle cells with the aid of immunofluorescence. Virchows Archiv, A, 363:225 (1974)

HOFMANN, W. and D. GOGER: A simple method for differentiating vascular smooth muscle cells and fibroblasts in tissue culture. Virchows Archiv, A, 370:77 (1976)

HOFMANN, W. and D. GOGER: Immunfluorescence in the identification of differentiating arterial smooth muscle cells in culture. Prog. biochem. Pharmacol. 13:52–54 (1977)

HUTH, F., KOJIMAHARA, M., FRANKEN, T., RHEDIS, P. and K. A. ROSENBAUER: Aortic alterations in rabbits following sheating with silastic and polyethylene tubes. Current Topics in Pathology 60:1–32 (1975)

JÄGER, E.: Zur pathologischen Anatomie der Thrombangitis obliterans bei juveniler Extremitätengangrän. Virchows Archiv 284:526 und 584 (1932)

JÄGER, E.: Zur histologischen Ausheilung der Periarteriitis nodosa und deren Beziehungen zur juvenilen Atherosklerose. Virchows Archiv 288:833 (1933)

JELLINECK, H. und G. ELEMÉR: Die Transportstörungen der Arterienwand als Initialfaktor der zellulären Reaktion. Atherogenese 1:1 (1976)

KENNER, Th.: Neue Geischtspunkte und Experimente zur Beschreibung und Messung der Arterienelastizität. Arch. Kreislaufforschg. 54:68 (1967)

KNIERIEM, H.-J.: Immunhistochemische Untersuchungen zur Bedeutung der glatten Muskelzellen für die Pathohistogenese der Arteriosklerose des Menschen. Beitr. Path. 141:4 (1970)

KREYSIG, F. L.: Die Krankheiten des Herzens. Berlin: Maurer'sche Handlg. 1814, Bd. I, S. 27

KRONE, W.: Antihypertensive Therapie und Lipide. In: G. KLOSE (Hrsg.): Arteriosklerose. Berlin – Heidelberg – New York: Springer 1989, S. 3

KÜPPERS, B. O.: Evolution im Reagenzglas. mannheimer forum 180/81, S. 47. Boehringer GmbH Mannheim

KUNZE, G.: Die Anfänge einer mathematisch-biophysikalischen Denkweise in der Physiologie im Spiegel einiger Arbeiten Leonhard Euler (1707–1783). I. D. med. Mainz 1981

LANGHANS, Th.: Beiträge zur normalen und pathologischen Anatomie der Arterien. Virchows Archiv 36:187 (1866)

LEU, A. J. und H. J. LEU: Vaskulitis. Dtsch. med. Wschr. 115:984–993 (1990)

LOBSTEIN, J. F.: Traité d'anatomie pathologique. Tome II. Paris: Levrault 1833, S. 550

MARTIN, G. R., TIMPL, R., MÜLLER, P. K. and Kl. KÜHN: The genetically distinct collagens. IIBS 10:285 (1985)

MEESSEN, H.: Arterielle Thrombosen nach Lungenschuß. Beitr. path. Anat. 105:432 (1941)

MEESSEN, H, KOJIMAHARA, M., FRANKEN, T., RHEDIN, R. and F. HUTH: Alteration of the rabbit aorta following feeding of cholesterol diet in combination with sheating of aortic segments by polyethylen tubes. Beitr. Path. 152:218 (1975)

MEYER, W. W. und W. STRÖCKER: Das Fassungsvermögen des Arteriensystems des Menschen. Zschr. Kreislaufforschg. 51:900 (1962)

MITCHINSON, M. J., CARPENTER, K. L. H. and R. Y. BALL: The role of macrophages in human atherosclerosis. In: Y. GLAGOV et al. (Hrsg.): Pathobiology of human atherosclerotic plaque. New York – Berlin – Heidelberg: Springer 1990, S. 121–128

MOHR, H.: Leiden und Sterben als Faktoren der Evolution. Zeitwende 53:129 (1982)

MOSCHETTO, Y., DE BAKER, M., PIZIENZ, O., BOUISSOU, H., PIERAGGI, M.-Th. et M. JULIAN: Evolution de l'élastine d'aortes humaines au cours du vieillissement. Paroi artérielle Bd. II, S. 161 (1974)

MÜLLER, E.: Die tödliche Koronarsklerose bei jüngeren Männern. Beitr. path. Anat. 110:103 (1949)

NEMETSCHEK, Th.: Biosynthese und Alterung von Kollagen. S'ber. Heidelberger Akademie der Wissenschaften, mathem.-naturwissenschaftl. Klasse, 3. Abh., Jahrgang 1974. Berlin – Heidelberg – New York: Springer 1974

NERLICH, A., PERMANETTER, W., LUDWIG, B. and K. REMBERGER: Primary leiomyosarcoma of the truncus pulmonalis. Path. Res. Pract 186:296–299 (1990)

OREKHOV, A. N., KALANTAROV, G. F., ANDREEVA, E. R., PROKAZOVA, N. V., TRAKHT, J. N., BERGELSON, I. D. and V. N. SMIRNOV: Monoclonal antibody reveals heterogeneity in human aortic intima. Am. J. Path. 122:379 (1986)

OREKHOV, A. N., ANDREEVA, E. R., KRUSHINSKY, A. V., NOVIKOV, I. D., TERTOV, V. V., NESTAIKO, G. V., KRASHIMOV, Kh. A., REPIN, V. S. and V. N. SMIRNOW: Intimal cells and atherosclerosis. Am. J. Path. 125:402–415 (1986)

ORSÓS, F.: Die Struktur der Aorta ascendens und ihre pathologische Bedeutung. Verh. dtsch. path. Ges. 26:365 (1931)

PETERSEN, H.: Über die mechanische Bedeutung des Baues der Aortenwand (VII. Beitrag zur tierischen Mechanik). Roux'Arch. d. Entw.mechanik 106:11–26 (1925)

PETERSEN, H.: Histologie und Mikroskopische Anatomie. München: J. F. Bergmann 1935, S. 288

PRIGOGINE, I.: Vom Sein zum Werden. München und Zürich: Piper 1979, 2. Auflage 1980

PRIGOGINE, I.: Zur Entropie und der Evolutinsbegriff in der Physik. mannheimer forum 1980/81, S. 9. Boehringer GmbH Mannheim

PRIGOGINE, I.: What is entropy? Naturwissenschaften 76:1–8 (1989)

RAUTERBERG J., JANDER, R., TROYSER, D. und B. VOß: Struktur und Biologie von mikrofibrillärem Kollagen Typ VI. Z. Rheumatologie 43 Suppl. 1, S. 3–6 (1984)

RECKLINGHAUSEN, F. v.: Zur Geschichte der Versilberungsmethode. Virchows Archiv 27:419 (1863)

RECKLINGHAUSEN, F. v.: Auserlesene pathologisch-anatomische Beobachtungen. Virchows Archiv 30:360 (1864)

RECKLINGHAUSEN, F. v.: Handbuch der Allgemeinen Pathologie des Kreislaufs und der Ernährung. Stuttgart: F. Enke 1883

RETTIG, C.-H.: Form und Funktion der glatten Muskelzellen in der Pathogenese der Arteriosklerose. I. D. Heidelberg 1979

RIEDL, H. und Th. NEMETSCHEK: Molekularstruktur und mechanisches Verhalten von Kollagen. S'ber. Heidelberger Akademie der Wissenschaften, mathematisch-naturw. Klasse, Jahrgang 1977, 5. Abh. Berlin – Heidelberg – New York: Springer 1977

RINDFLEISCH, E. : Lehrbuch der pathologischen Gewebelehre. 5. Auflage. Leipzig: W. Engelmann 1878, S. 169ff

RINDFLEISCH, E.: Über klammerartige Verbindungen zwischen Aorta und Pulmonalarterie (Vincula aortae). Virchows Archiv 96:302 (1884)

RINDFLEISCH, E.: Zur Entstehung und Heilung des Aneurysma dissecans aortae. Virchows Archiv 131:374 (1893)

RODBARD, S.: Vascular caliber. Cardiology 60:4–49 (1975)

ROSS, R., GLOMSET, J., KARIYA, B., RAINES, E. and J. BUNGENBERG DE JONG: The cells of the artery wall in the study of atherosclerosis. 1ˢᵗ Intern. Congr. Cell Biology. Boston – Massachusetts: The Rockefeller University Press 1977, S. 629

SCHAAD, U. B., ODERMATT, K., STOCKER, F. P., WEBER, J. W. und J. WEDGWODD: Das Kawasaki-Syndrom. Schweiz. med. Wschr. 120:539–547 (1990)

SCHADE, H.: Molekularpathologie der Entzündung. Leipzig und Dresden: Theodor Steinkopff 1935

SCHAEFER, H. E. und G. ASSMANN: Bedeutung der Makrophagen für die Genese der Arteriosklerose. Münch. med. Wschr. 122 (1980), Suppl. 5, S. 227

SCHAEFER, H.-E.: The role of macrophages in atherosclerosis. Haematology and Blood Transfusion 27:137 (1981)

SCHARF, H. J.: Moderne Morphologie und höhere Analysis. Internationales Symposium, Berlin, 15.–17. Februar 1968, Berlin: Akademie-Verlag 1970, S. 45–59

SCHIEFFERDECKER (ohne Vornamen): Bau der Wandung der Blutgefäße. S'ber. Niederrhein. Ges. f. Natur- u. Heilkunde, Bonn, 1896, 1. Hälfte, S. 14 (Sitzung vom 10. Februar 1896)

SCHMITZ, G.: Bedeutung der Cholesterinhomöostase des Makrophagen für die Atherogenese. In: G. KLOSE (Hrsg.): Arteriosklerose. Berlin – Heidelberg – New York: Springer 1989, S. 12–19

SCHNITTLER, H. J., FRANKE, R. P., FUHRMANN, R., MITTERMAYER, C. and D. DRENCKHAN: Development of stressfibers (SF) and microfilaments in human umbilical venous endothelial cells (UVEC) in dependence of varying culture periods within one passage. 34th ETCS-Meeting Heidelberg 1986

SCHWARTZ, C. J., SPRAGUE, E. A., VALENTE, A. J., KELLEY, J. L., EDWARDS, E. H. and C. A. SUENRAM: Inflammatory components of the human atherosclerotic plaque. In: S. GLAGOV et al. (Hrsg.): Pathobiology of the human atherosclerotic plaque. New York – Berlin – Heidelberg: Springer 1990, S. 107–120

SIEBENMANN, R., SCHNEIDER, K., SEGESSER, L. von und M. TURINA: Das inflammatorische Bauchaortenaneurysma. Schweiz. med. Wschr. 118:881 (1988)

STAMPFL, B.: Die Endothelialisierung von Gefäßwandauflagerungen. Verh. Dtsch. Ges. Path. 46:272–278 (1962)

STARCK, D.: Vergleichende Anatomie der Wirbeltiere, Bd. 3, S. 999. Berlin – Heidelberg – New York: Springer 1982

STARY, H. C.: Macrophages in coronary artery and aortic intima and in atherosclerotic lesions of children and young adults up to age 29. In: G. SCHETTLER et al.: Atherosclerosis VI. Berlin – Heidelberg – New York: Springer 1983, S. 462

STARY, H. C.: Regression of atherosclerosis in primates. Virchows Archiv, A, 383:117–134 (1979)

STARY, H. C.: Changes in the cells of atherosclerotic lesions as advanced lesions evolve in coronary arteries of children and young adults. In: S. GLAGOV et al. (Hrsg.): Pathobiology of the human Atherosclerotic plaque. New York – Berlin – Heidelberg: Springer 1990, S. 93–106

TALMA, S.: Ueber Endarteriitis chronica. Virchows Archiv 77:242 (1879)

TANAKA, N., NAOE, Sh., MASUDA, H. and T. UENO: Pathological study of sequelae of Kawasaki disease (MCLS). Acta Pathol. Jap. 36:1513–1527 (1986)

THOMA, R.: Untersuchungen über die Histogenese und Histomechanik des Gefäßsystems. Stuttgart: F. Enke 1893

TRINCHER, K.: Die Gesetze der biologischen Thermodynamik. Wien – München – Baltimore: Urban und Schwarzenberg 1981

VIRCHOW, R.: Handbuch der speziellen Pathologie und Therapie. Erlangen: F. Enke 1854, Bd. I

VIRCHOW, R.: Gesammelte Abhandlung zur wissenschaftlichen Medizin. Frankfurt: Meidinger 1856

VIRCHOW, R.: Die Cellularpathologie. Berlin: Hirschwald 1858 (1. Auflage), 2. Auflage 1859

VIRCHOW, R.: Descendenz und Pathologie. Virchows Archiv 103: (1886)

WALTHARD, B.: Die Koronarsklerose der Jugendlichen. Schweiz. med. Wschr. 72:1261 (1942)

WEIDENREICH, F.: Allgemeine Morphologie des Gefäßsystems. In: L. BOLK, E. GÖPPERT, E. KALLIUS, W. LUBOSCH (Hrsg.): Handbuch der vergleichenden Anatomie der Wirbeltiere, Bd. VI, S. 375. Berlin und Wien: Urban und Schwarzenberg 1933

WICK, G., SCHWARZ, S., FÖRSTER, O. und M. PETERLIK: Funktinelle Pathologie. Stuttgart – New York: G. Fischer 1989, 2. Auflage

WISSLER, R. W.: The arterial medial cell, smooth muscle or multifunctional mesenchym? J. Atheroscl. Res. 8:201 (1968)

WISSLER, R. W.: The development of the atherosclerotic plaque. In: E. BRAUNWALD (Hrsg.): The myocardium, failure and infarction. New York: H. P. Publ. Co. 1974, S. 155, a

WISSLER, R. W.: Atherosclerosis – Its pathogenesis in perspective. In: Comparative pathology of the heart. In: Advances in Cardiology, Bd. 13. Basel: Karger 1974, S. 10, b

WISSLER, R. W. and D. VEISSELINOVITCH: The pathogenesis of atherosclerosis: myths and established facts about its relatinship to aging. In: S. R. BATES and E. C. GANGLOFF (Hrsg.): Atherogenesis and aging. New York – Berlin – Heidelberg: Springer 1987, S. 7–19

WUILLOUD, A. H., SCHILT, U. und E. ROSSI: Das „mukokutane Lymphknotensyndrom" oder Morbus Kawasaki. Helv. paediatr. Acta 34:161–166 (1979)

ZEEK, P. M.: Periarteriitis nodosa: A critical review. Am. J. clin. Path. 22:777 (1952)

ZORN, J.: Progressive Schnittveraschung. I. D. Heidelberg 1982

Pathologie des Alters*

'de domo sua'

Das mir gestellte Thema erscheint sehr einfach. Tatsächlich steckt es voller Schwierigkeiten. Ich will einen entfernten Begriff geben:

1. Gibt es eine *Orthologie* des Alters? Gibt es also einen durchgehend verbindlichen Normalstatus der anatomischen oder funktionell-physiologischen organismischen Systeme?
   Nur wenn es gelingen würde, eine Typologie bestimmter Lebensjahrzehnte herauszuarbeiten, könnte man im Einzelfall entscheiden, was altersgerecht, also der Norm entsprechend, und was abweichend, also nicht normal, nämlich krankhaft ist.
2. Schließlich taucht die Frage auf, *ob Altern,* d.h. die Hinentwicklung auf eine höhere Altersstufe *eine Krankheit* sei. Seit Terenz gilt das Wort „senectus ipsa morbus", aber er hat es nicht erfunden, sondern von Apollodor von Karystos abgeschrieben; es ist also uralt, eine perpetuierte Frage aller Zeiten.
3. Was ist Norm, was ist abweichend, also *anomal?* Wer antworten will, muß sagen, wie er Krankheit, also gestörtes Leben, verstehen will. *Leben* bedeutet „Geschehen in der Zeit, gebunden an ein variables materielles Ordnungsgefüge". Leben organismischer Strukturen ist an „Gestalten" gebunden. Strukturen aber stellen langandauernde Prozeßwellen dar (HOLLE 1987). Gestalten also „sind" nicht, Gestalten „geschehen" (DOERR 1983). Krankheit und wohl auch höchstes Lebensalter bedeuten „Störanfälligkeit" *mit dem Charakter der Gefahr.*

Ich will diese Prämissen durch Hinweis auf *„Elemente einer basalen Verständigung"* zu Ende bringen, die man intus haben muß, wenn man alles Folgende verstehen will: Der lebende Organismus stellt im Sinne sog. Theoretischer Biologie ein „offenes System" dar. Es wird erhalten durch eine „Seinsschwebe" zwischen Ab- und Aufbau, ein sog. Fließgleichgewicht; es ist ein „labiles Gleichgewicht" im Sinne der physikalischen Chemie. Um es zu erhalten, ist Energie erforderlich. Hier tritt der zweite Hauptsatz der Wärmelehre „auf unsere Bühne": Er besagt ja, nämlich im Sinne des Boltzmann'schen Theorem, jede Ordnung auf die Länge der Zeit wird unwahrscheinlich, denn die Entropie ist ein Maß für die atomare oder molekulare

---

* Vorgetragen am 14. Oktober 1989 auf dem VI. Internationalen Heidelberger Anästhesie-Symposion

Unordnung. Entropie ist der Pfeil der Zeit. Jeremy RIFKIN (1985) meinte, daß die Entropie ein gewaltiges kosmisches Gefängnis sei, aus dem es kein Entrinnen gibt!

Ich will versuchen, meinen heutigen Auftrag zu lösen:

einmal durch Demonstration derjenigen Veränderungen unseres Organismus, die der Pathologe in höheren Altersstufen des ihm anvertrauten Untersuchungsgutes immer wieder beobachten kann, und

zum anderen durch Bemerkungen über die Besonderheiten der pathologisch-anatomischen Diagnostik bei alten Menschen.

Aus der älteren französischen Pathologenschule stammt die Formulierung „La vieillesse est simplement fonction du temps, la sénilité est fonction d'une altération pathologique des tissus!" – Das Alter stellt an und für sich eine Funktion der Zeit dar, die Greisenhaftigkeit aber sei die Folge krankhafter Veränderungen unserer Gewebe! Da haben Sie es also: Es *muß* Übergänge zwischen Orthologie und Pathologie geben, und eben diese sind klinisch wichtig. Alter ist die zeitliche Seite unseres Lebens, Alterung die Hinentwicklung zu einem bestimmten höheren Lebensabschnitt. Alterung bedeutet den „vitalen Raum der Zeit", Alterung ist Programmierung zum Tode. Anders formuliert: Was wir an Wachstum verlieren, aber an Differenzierung gewinnen, nennen wir Reifung. Der Preis für die Reifung ist das Altern. Das Zahlungsmittel für den Preis ist der Tod (RÖSSLE 1952).

Sie kennen die einfachen Befunde

Ergrauen der Haare,
Runzelung der Haut,
Ausfallen der Zähne,
Greisenbogen am Hornhautrand der Augen,
verzögerte Regenerationsgeschwindigkeit, offenkundig bei einfachen Hautwunden, aber auch sonst.

Daß der Mensch das Alter seiner Blutgefäße habe (ASCHOFF 1938), ist zu einem geflügelten Wort geworden. Objektive Altersbestimmugen an unbekannten Verstorbenen sind immer problematisch. Es gibt genaugenommen nur *zwei große Befundgruppen,* um die die Debatte der Pathologen bei Fragen der anatomischen Gerontologie kreist:

1. Die Veränderungen der Gehirn- und Herzmuskelzellen,
2. die Änderungen der kollagenen Bindegewebsfibrillen.

Daneben existieren natürlich viele 100 Punkte des histologischen Detail, auf die ich jetzt nicht eigentlich eingehen kann. Lassen Sie mich mit den *Blutgefäßen* beginnen: Man weiß schon seit 100 Jahren, – ich nenne Richard THOMA in Heidelberg –, daß mit zunehmendem Lebensalter die Gefäßwände dicker werden. In dem Maße, in dem die Kreisringfläche stärker wird, wird der Radius der lichten Weite größer. Alterung bedeutet vermehrte stoffliche Einlagerung in die Wände, und zwar von innen nach außen. Es handelt sich um die Einsickerung von Eiweißkörpern, Fetten, Mineralsalzen, Aminozuckern. Man kann eine progressive *Schnittveraschung* leicht sichtbar machen. Es handelt sich hierbei um einen elementaren Vorgang. Mit zunehmendem Lebensalter werden die Poren der mittleren Gefäßwandschichten enger. Es kommt in den inneren Lagen zu einer Anreicherung besonders der berüchtigten Lipoproteine, die an Ort und Stelle eine eigene pathologische Leistung verrichten.

Diese Elementarform der Arteriosklerose ist in unser Leben verwoben wie ein somatisches Fatum. Eigentliche Störungen entstehen durch Sekundärphänomene: Aufbruch der Wand, Sickerblutungen, Parietalthrombosen, organisatorische Effekte. Genau besehen laufen senile Veränderungen der Schlagadern auf eine Erweiterung der Lumina hinaus. Erst nachträglich kommt es zu Verengerungen oder Verschlüssen.

Das *Altersherz* ist keine Krankheitseinheit (LINZBACH 1975). *Aber* das mittlere Herzgewicht bis zum 80. Lebensjahr entspricht bei beiden Geschlechtern dem mittleren arteriellen Blutdruck. Die *Polypathie* des Herzens zeigt eine lineare Abhängigkeit von dem Lebensalter. Das bedeutet, daß in aller Regel folgende Veränderungen gefunden werden: In hypertrophischen Herzen kommt es zu Störungen der *Gewebereinigung.* Der geübte Histologe findet mit geeigneter Technik eine basophile Degeneration, also Mukopolysaccharide, und zwar sowohl im Inneren der Muskelfasern als auch an den Wänden der Coronarvenen. Im 8. Lebensjahrzehnt trifft man auf Paramyloid, und zwar unter dem Endokard der Vorhofwände, zwischen den Muskelfasern und besonders „vasomedial", d.h. in der Media der Coronarvenen. Die Coronarsklerose steigt auf die kleineren Gefäße über, erscheint dem Pathologen als „small vessel disease" und nimmt an Intensität und Extensität bis in das 9. Jahrzehnt linear zu. Die Vermehrung des Bindegewebes ist zwar keine absolute, aber im Hinblick auf die Muskelfaserbreite dennoch gegeben. Ich will damit betonen, daß die Muskelfaserbreite abnimmt, das Bindegewebe des Perimysium internum konstant bleibt! Die spezifische Muskulatur des Reizleitungssystems kennt keine senile Involution. Es handelt sich um phylogenetisch uraltes Gewebegut, sog. Paläomyokard, und ist stabil. Die *Störanfälligkeit des Altersherzens* durch psychophysische Belastungen ist entweder die Folge der peripherisch akzentuierten Coronarsklerose oder (seltener) die einer Störung der Transmineralisation. Ich darf darauf hinweisen, daß durch die Intensivmedizin so etwas wie ein Gestaltwandel des Wasser- und Elektrolytwechsels gerade auch im Herzmuskel entstanden ist (BRANDT 1988).

Das *Gehirn* zeigt bei alten Menschen die bekannte Atrophie: Die Windungen sind schmal, die Furchen tief eingeschnitten und breit, die Hirnhäute sind verdickt und die Hirnhöhlen stark erweitert. Das Hemisphärenmark ist quantitativ reduziert. Während wir seither lernten, daß das menschliche Gehirn mindestens 10 Milliarden Ganglienzellen auf der Höhe des gesunden Lebens besitze und von diesem Bestand jenseits der Lebenswende täglich etwa 1.000 Zellen verloren würden, ist man durch die umfangreichen Arbeiten von HAUG in Lübeck sehr viel vorsichtiger geworden. Die Strukturen des Gehirnes verhalten sich an verschiedenen Arealen ganz unterschiedlich:

Der Verlust an grauer Rindensubstanz liegt bei 3%, an weißer Substanz im Zentrum der Hemisphären bei 11%.

Die atrophisierenden Prozesse sind im Frontalhirn stärker (etwa 10%), im parietookzipitalen Bereich geringer (nur 1%). HAUG meint, daß die Volumenabnahme durch eine Verdichtung der Cytoarchitektonik und weniger durch einen echten Zellverlust bedingt sei. Es scheint aber sicher, daß die Zellen als solche kleiner werden. Diese Befunde regen sehr zum Nachdenken an; sie legen zwei Schlüsse nahe: Die senilen Störungen – gerade post operationem – hängen wahrscheinlich mit Aktivitätsminderung im Bereich der Synapsen, also Störungen der Transmitter oder Fibrillenveränderungen, zusammen *und* eine Rehabilitation durch systematisches mentales Training scheint erreichbar!

Andererseits darf ich die Befunde der Pigmentüberladung sowohl der Ganglienzellen als der Glia, der erheblichen Fibrillenveränderungen mit Knotung, Knüpfung, Abschmelzung, schließlich die amyloidartigen Abscheidungen besonders an den Wänden der Gefäße nicht verschwiegen. Die sogenannten senilen Plaques und Drusen sind immer erneut eindrucksvoll. Beim Morbus Alzheimer imponieren groteske Zellverluste und imposanteste Fibrillenentartungen!

Es scheint also, daß die *Selbstreinigung* der Herzmuskel- und der Nervenzellen, – die sog. Entschlackung –, im 7. und 8. Lebensjahrzehnt nur unvollkommen gelingt. Dabei mag es zu einer *Anreichung von fehlerhaften Proteinen* kommen (HILZ)!

Der *zweite Schauplatz der Pathologie* des höheren Lebensalters betrifft das *Bindegewebe*, in besonderem Maße die kollagene Fibrille. Man kennt heute etwa 12 Kollagentypen. Die verschiedenen Kollagene unterscheiden sich in der Aminosäurenzusammensetzung der Fibrillen und dem Kohlenhydratgehalt (MÜLLER und KÜHN 1975). Bei der Fibrillenbildung spielt die Genauigkeit der Information durch Registerpeptide, also primäre Ordnungszentren, eine Rolle. Sie werden sich erinnern, daß bei dem Prototyp der Kollagenfibrille drei Aminosäuren – Prolin, Hydroxyprolin und Glycin – die Grundstruktur garantieren. Sie bilden eine dreiädrige Helixspirale. Die Quervernetzung der Ketten stellt ein eigenes Problem dar (NEMETSCHEK, BOWITZ und NEMETSCHEK-GANSLER 1975). Es gibt Wasserstoff-, Hydroxylbindungen, Brücken aus Asparaginsäure und Zuckerbrücken. Mit zunehmender Alterung kommt es zu einer Vermehrung der inneren Bindungen. Die Vernetzung der Skleroproteine wurde durch NEMETSCHEK jahrelang bearbeitet und weitgehend geklärt (1980).

Seit 1880 weiß man, daß Temperatureinwirkungen auf kollagene Sehnen eine Verkürzung der Fibrillen hervorrufen. Das bevorzugte Studienobjekt war die Rattenschwanzsehne. Bei einer Erwärmung auf 62°C tritt eine thermoelastische Kontraktion von bis 70% der Länge auf. Dabei entsteht eine gummiartige Konsistenz. Die thermoelastische Kontraktion wird stärker, je älter das Versuchstier war. Zahl und Dichte der Vernetzungen nehmen zu. Hydroxyprolin verschwindet aus der Gewebeflüssigkeit. Man hatte hierauf einen *Alterungstest* gegründet, nämlich thermoelestische Kontraktion und Hydroxyprolinschwund in einen inneren Bezug gebracht. Die zunehmende Vernetzung der die kollagenen Fibrillen aufbauenden Aminosäurespiralen findet sich beim älteren Menschen unter natürlichen Bedingungen. Ganz das Gleiche tritt prämatur, also lange vor der Zeit auf bei latenter intermediärer Azidose, bei Gicht und bei schlecht eingestelltem Diabetes mellitus. Die Stützgewebe – Sehnen, Bänder, Gelenkflächen, Menisken – werden vor der Zeit brüchig; es entstehen Zerreißungen, Bandscheibenprolapse, Arthrosen u.v.a.

Ich habe die quere Vernetzung kollagener Fibrillenbündel elektronenmikroskopisch in Fällen seneszenter Hüftkopfdifformitäten, aber auch bei Hyperurikämie gefunden. Es ist verständlich, daß extrem belastete Skelettabschnitte diese gealterten Skleroproteine zum Zerreißen bringen können.

Wie alt kann der Mensch werden? Der älteste Mensch, den ich untersuchen konnte, war eine 111 Jahre alt gewordene Frau. Sie lebte bis in die letzten Tage ihres Daseins im Kreis ihrer Familie, hier in einem Dorf in der Rheinpfalz. Sie zeigte eine hochgradige Atrophie der inneren Organe, jedoch am wenigsten des Gehirnes. Sie bot eine generalisierte kongophile Angiopathie, eine nur mäßig starke Aortensklerose, ein noch immer kräftiges Herz mit brauner Entartung des Myokard. Die Verstorbene hatte eine Pyelonephritis und einige Gallenblasensteine. In der Finalphase, als die Greisin zum Liegen kam, traten mehrere kleine Lungenarterienembolien auf. Eine irgendwie dramatische „Krankheit zum Tode" war nicht abgelaufen. Mein verstorbener Fachcollege Hans LINZBACH in Göttingen hatte die Polypathie der Hochbetagten rechnerisch belegt. LINZBACH beschäftigte sich mit der GOMPERTZschen Gleichung (Benjamin GOMPERTZ 1825)*. Aus dieser kann man ableiten, daß Altrn mit einer exponentiellen Zunahme der Vulnerabilität einhergeht. Anders formuliert: Die Wahrscheinlichkeit zu sterben nimmt vom 30. Lebensjahr an in geometrischer Progression zu. In der 8. Lebensdekade, die ja heute von vielen Menschen erreicht wird, ist sie 16-mal, in der 10. Dekade aber 64-mal größer als in der Lebensspanne zwischen 30 und 40 Jahren (LINZBACH 1975). NOLTENIUS in Hamburg hatte gefunden (1976, 1977), daß bei 80% aller 80–100 Jahre alten Menschen je 2 bis 4 pathologisch-anatomische Diagnosen erhoben werden können. Ich habe im Heidelberger Sektionsgut 8–10 Befunde mit „Krankheitswert" notiert. Der frühere Würzburger internistische Polikliniker Hans FRANKE arbeitete mit „Krankheitseinheiten", also Zähleinheiten, und quantifizierte Polypathie und Plurimorbidität bei 356 über 100 Jahre alt gewordenen Menschen der Bundesrepublik (1978; 1981). Die Schwierigkeit bei derlei Untersuchungen liegt darin, daß Zähleinheiten, d.h. pathologisch-anatomische Befundkonstellationen einen unterschiedlichen Gefahrenwert haben.

Krebs ist keine eigentliche Alterskrankheit. Andererseits ist eine gewisse Altersabhängigkeit nicht zu leugnen. In unserem eigenen nordbadischen Krebsregister hatten wir gefunden, daß vom 70. Lebensjahr an eine im ganzen fallende Tendenz des Erkrankungsrisikos gegeben ist. Immerhin: Das Rektumcarcinom ist auf der Schwelle zum 9. Lebensjahrzehnt am häufigsten. Mamma- und Prostatacarcinom steigen mit fortschreitendem Lebensalter an, der Gebärmutterkörperkrebs erreicht seinen absoluten Höhepunkt mit dem 80. Lebensjahr. Mit steigendem Lebensalter fällt die immunologische Abwehrbereitschaft exponentiell mit einer Halbwertzeit von $^1/_6$ der mittleren Lebensspanne, also linear logarithmisch ab. Ob freilich diese immunologische Lücke die *wesentliche* Voraussetzung dafür ist, die einen Krebs charakterisierende hemmungslose Zellproliferation zu ermöglichen, steht dahin.

Die Funktionalität der Immunorgane ist im Alter herabgesetzt: Ordinäre Infektionskrankheiten äußern sich verspätet oder atypisch und werden dann nicht richtig erkannt. Ich unterscheide seit Jahren ein harmonisches und ein nicht-harmonisches Altern. Im einen Falle sind die Veränderungen an den einzelnen Organen konkordant. Die Korrelation der Befunde bleibt gewahrt. Im anderen Falle können die erschütternden Bilder, etwa bei geistiger Involution und erhaltener

---

* cf. den „Anhang" auf Seite 66

Herzkraft entstehen. 68% aller Menschen im Alter von über 75 Jahren stammen aus Familien mit „Längerlebigen". Seit RÖSSLE sprechen wir Pathologen gern von *Langlebigkeitsgenen.*

K. BAYREUTHER (1975) hat das so ausgedrückt: Da das Altern der Individuen auf den Alterungsvorgängen in den Organen, das Altern der Organe wahrscheinlich auf dem Altern der die Organe aufbauenden Zellen beruht, kann nur die Aufklärung der genetischen Mechanismen des zellularen Alterns zu einem Verständnis *aller* Vorgänge führen. BAYREUTHER nennt zwei Mechanismen, also molekularkinetische Theorien:

1. Die *Programmtheorie:* Nach ihr stehen alle Phasen des zellularen Alterns im Lebenszyklus eines vielzelligen Organismus unter der Kontrolle spezifischer Gruppe von Erbfaktoren. In der Zeit des Altwerdens werden bestimmte für das Weiterleben der Zellen notwendige Faktoren abgeschaltet. Dadurch können bestimmte Zelleistungen nicht mehr durchgeführt werden. Diese Zellen sterben ab. Ihr Tod führt die große Katastrophe herbei. Altern und Individualtod wären demnach im genetischen Material des Individuums vorprogrammiert.
2. Die *Fehlertheorie:* Nach ihr stehen alle Entwicklungsphasen des Organismus unter der Herrschaft spezifischer genetischer Konstellationen. Im Fortgang des Lebens entstehen aber Fehler, aus endogenen und aus exogenen Ursachen. Daraus resultieren in den am meisten befallenen Zellen abnorme intermediäre Stoffe. Jene setzen irreversible Schäden.

Nach BAYREUTHER verläuft das Altern der Zellen unter standardisierten experimentellen Bedingungen in Stufen. Man bedient sich menschlicher Embryonallungenfibroblasten. Die Stammzelle I mit hoher Teilungsgeschwindigkeit steht unter dem genetischen Programm I, die Stammzellen II haben eine mittlere, die Stammzellen III eine niedrige Teilungsgeschwindigkeit. Nach je etwa 50 Teilungen hört ein Zellstamm auf zu leben. Man spricht von genetischen Uhren. Wenn es gelingen sollte, die intermediär wirksamen, das Altern technisch realisierenden Stoffe kennenzulernen, könnte man die Hoffnung haben, die Alterung bei allen Menschen zu verzögern. Unter experimentellen Bedingungen ist es bereits gelungen, die Lebensphase einzelner Organismen um bis 40% zu verlängern.

Ich kann die interessante Frage der etwaigen Unsterblichkeit von Zellen, z. B. Fibroblasten, aus äußeren Gründen hier nicht ausbreiten. Protozoen, also Einzeller, können unter optimalen Bedingungen, und zwar jeweils nach innerer Selbstreinigung (*Endomixis*) oder aber Vereinigung zweier Paramaecien zu *einem* Exemplar (*Amphimixis*) eine erstaunlich lange vegetative Existenz realisieren. Für Tumorzellkulturen gelten vergleichbare Erfahrungen. Allein, die Normalzellen aus Keimlingen und adulten metazoischen Organismen stellen ihren „Teilungsbetrieb" nach etwa 50 Verdoppelungen ein. Es gibt also eine begrenzte Kapazität der Proliferation. Sie wird verursacht durch den Hayflick-Faktor, um dessen Charakterisierung gerungen wird (HAYFLICK 1975). Nur durch Austausch genetischen Materials kann es zu einer Reprogrammierung oder zu einer Neueinstellung einer besseren biologischen Uhr kommen.

Vor wenigen Wochen erhielt ich ein Manuskript aus der „Klinik Theodor Brugsch", also der Medizinischen Universitätsklinik der Charité in Berlin–Ost, zur Beurteilung. Der Autor, Herr Alexander SWERDSINSKI, versuchte den Nachweis zu führen, daß die Stunde gekommen sei, zu der es gelingen könnte, das Altern einfach abzuschaffen. Ich konnte den Ausführungen nicht ganz folgen. Zwar ist die Lebenserwartung des Menschen nicht voll ausgeschöpft. Ich halte es für denkbar, daß ein Lebensalter von bis 120 Jahren erreicht werden kann. Mehr ist nicht zu erwarten, denn unsere Strukturen werden erschöpft, die Zellen der großen Parenchyme verschlacken und die Stabilisatoren des Bewegungsapparates, die Fibrillen also, zerbrechen. Hier greift unerbittlich das Boltzmann'sche Prinzip, nämlich die Alternative „Der Entropiesatz und das Leben", an!

Wie steht es mit der pathologisch-anatomischen Diagnostik bei altgewordenen Patienten?
Ich beziehe mich auf das Erfahrungsgut einer Klinik mit einer Obduktionsfrequenz von 87%.

Es handelt sich um die Städtischen Krankenhäuser in Darmstadt. H. H. JANSEN hat gemeinsam mit PFUHL und HÜBSCHEN soeben folgendes berichtet:

Anhand der Ergebnisse von 2.000 Autopsien wurde die Treffsicherheit der klinischen Diagnosen, und zwar bei den Altersgruppen unter 59 und über 59 Jahren, betreffend

Herzinfarkt,
Lebercirrhose,
bronchopulmonales Carcinom,
Magenkrebs

geprüft. Die Diagnosen bei der jüngeren Altersgruppe waren richtiger, bei der älteren unsicher. Letzteres schien mit der Multimorbidität bei hochbetagten Kranken zusammenzuhängen. Bei der Bewertung von Konkordanz und Diskordanz der klinischen mit den pathologisch-anatomischen Diagnosen wurde natürlich die Dauer des Klinikaufenthaltes besonders berücksichtigt. Ich kann nur einige wenige Punkte ansprechen:

Eigenartigerweise stimmten klinische und patho-anatomische Diagnose der Lungenarterienembolie nur in 26% aller Fälle über 60 Jahre überein;
unter 26 Fällen von Lungentuberkulose war 17mal die klinische Diagnose nicht gestellt worden;
unter den gleichen 26 Fällen fanden sich vier Miliartuberkulosen der älteren Krankheitsgruppe; keine war zu Lebzeiten erkannt oder auch nur bedacht worden.
Bei 145 Fällen von Bronchuscarcinom konnte in 14 Beobachtungen der Tumor erst per autopsiam erfaßt werden.
Die Diagnose Herzinfarkt wurde mit großer Treffsicherheit klinisch gestellt; nur einmal unter 322 Fällen war der Infarkt als Nebenbefund gleichsam zufällig entdeckt worden.
Bei 34% der Kranken, die älter waren als 80 Jahre, fanden sich *vier* parallele Krankheitsprozesse.
Thrombembolische Prozesse bei den Patienten jenseits des 60. Lebensjahres ließen okkulte Carcinome von Prostata oder Dickdarm nicht erkennen.

Niemand weiß wirklich, was in Zukunft geschehen wird. Ich habe als Patho-Anatom gesprochen. Für mich bedeutet „Form" ein Glied eines höheren Systemes, wodurch das Ganze Gestaltcharakter gewinnt. Unsere Typologie ist eine Geometrie der möglichen Formen. Nur im konsequenten Gebrauch dieser Regeln bringt man Ordnung in die Frage: Gibt es ein bestimmtes Panorama der Altersveränderungen? Der Gefahrenwert des höchsten Lebensalters hat sich geändert. Er ist geringer geworden. Die Evolution hat uns das Geschenk von drei Jahrzehnten gebracht. Geistige Arbeit ist noch im Alter fruchtbar. Das umfassende Verfügen über die Schätze jahrelangen Lernens gibt uns eine große geistige Freiheit und eine oft bis in die letzte Lebensphase reichende Unabhängigkeit von der leiblichen Bindung. Denn Verlust und Mangel im Veränderlichen werden sich für den geistigen Menschen zu einem Gewinn im dauerhaften Besitzstand verwandeln.

Anhang:
Die GOMPERTZsche Gleichung lautet:

$$R_m = R_0 \cdot e^{\alpha \cdot t}$$

R_m = die dem Alter entsprechende Todesrate; die Konstante R entspricht der Todesrate im 30. Lebensjahr;

e = Basis der natürlichen Logarithmen;

t   Lebensalter;

α = bestimmt die Steilheit des Anstiegs der Kurve

Literaturverzeichnis

ASCHOFF, L.: Zur normalen und pathologischen Anatomie des Greisenalters. Berlin und Wien: Urban und Schwarzenberg 1938

BAYREUTHER, K.: Die genetische Regulation des zellulären, organischen und organismischen Alterns. Verh. Dtsch. Ges. Path. 59:110 (1975)

BRANDT, G.: Gestaltwandel der Pathologie unter dem Aspekt des Wasser- und Elektrolytwechsels. In: W. DOERR und H.-J. PESCH: Pathomorphose. Berlin – Heidelberg – New York: Springer 1988, S. 20

DOERR, W.: Altern – Schicksal oder Krankheit? S'ber. Heidelberger Akademie d. Wissenschaften, mathemat. -naturw. Klasse, 4 Abh. Berlin – Heidelberg – New York – Tokyo: Springer 1983

FRANKE, H.: Kriterien der Langlebigkeit. Internist 19:399 (1978)

FRANKE, H.: Interdisziplinäre Gerontologie. In: D. PLATT: Polypathie bei Hochbetagten. München Gräfelfing: Banaschewski 1981, S. 10

HAUG, H.: Morphometrie im Dienste der Altersforschung am menschlichen Gehirn. Focus MHL 5:149 (1988)

HAYFLICK, L.: Die celluläre Basis des Alterns. Verh. Dtsch. Ges. Path. 59:52 (1975)

HILZ, H.: Fehlerhafte Enzyme – Ursache oder Folge der Alterungsprozesse. Verh. Dtsch. Ges. Path. 59:21 (1979)

HOLLE, G.: Altern unter dem Gesichtspunkt von Raum und Zeit. Nova acta Leopoldina NF 53 Nr. 244, S. 303–326 (1987)

Jansen, H. H.: cf. Pfuhl et al

Linzbach, A. J.: Altern und Krankheit. Ableitung einer neuen Alternstheorie auf der Grundlage der Polypathie. Verh. Dtsch. Ges. Path. 59:242 (1975)

Müller, P. K. und K. Kühn: Alterungsvorgänge in Kollagen. Verh. Dtsch. Ges. Path. 59:27 (1975)

Nemetschek, Th., Bowitz, R. und H. Nemetschek-Gansler: Alterung kollagener Fibrillen. Verh. Dtsch. Ges. Path. 59:34 (1975)

Nemetschek, Th., Riedl, H., Jonak, R., Nemetschek-Gansler, Bordas, J., Koch, M. H. J. und V. Schilling: Die Viskoelestizität parallelsträngigen Bindegewebes und ihre Bedeutung für die Funktion. Virchows Archiv A 386:125 (1980)

Noltenius, H., Haake, H., Giersch, H., Buchholz, H. und H. J. Rhaydt: Med. Klinik 71:2163 (1976) und Med. Klinik 72:391 (1977)

Pfuhl, J.-P., Jansen, H. H. und U. Hübschen: Diagnostik im Alter aus pathologisch-anatomischer Sicht. Im Manuskript vorgelegen. Zschr. Gerontologie 22:271 (1989)

Rifkin, J.: Entropie, ein neues Weltbild. Frankfurt – Berlin – Wien: Ullstein 1985

Rössle, R.: Natürliches und krankhaftes Altern bei Mensch und Tier. 6. Internationaler Kongreß für vergleichende Pathologie Madrid 4. -11. Mai 1952

Thoma, R.: cf. In: W. Doerr: Pathologie der Organe des Kreislaufs. In: Handb. Allg. Path. Bd. III, Teil 4, S. 225ff. Berlin – Heidelberg – New York: Springer 1970

Morphologie und Krankheitsforschung

Vom eigentlichen Inhalt der Lehre über Leben und Sterben*

Die imponierende Erweiterung dieser Lehr- und Forschungsstätte unseres Faches, der
Allgemeinen Pathologie und Pathologischen Anatomie des Akademischen Klinikum

und „krank", genauer: zwischen „Anomalie" und „Mißbildung". TEUTSCHLAENDER in seiner Güte half mir, alles zu einem guten Ausgang zu bringen trotz lebhafter Diskussion mit den damaligen Häuptern unseres Faches: ASCHOFF (Freiburg), HUEBSCHMANN (Düsseldorf), GRUBER (Göttingen).

Wer den geistigen, besonders den medizinisch-wissenschaftlichen Hintergrund Mannheims neben dem der Universität Heidelberg erfassen will, möge sich mit der Kurpfälzischen Akademie der Wissenschaften, der Theodoro-Palatina 1763, beschäftigten und einen Blick in die Heidelberger Festschrift *Semper apertus* (1985), Band IV, werfen.

Das Jahr 1963 brachte durch den Rückenwind der *„Empfehlungen des Wissenschaftsrates"* für das Land Baden-Württemberg zwei Erweiterungen der klassischen medizinischen Fakultäten, nämlich die Anfänge des Klinikum Mannheim für Heidelberg sowie eine vorklinische Ausbildungsstätte Stuttgart-Hohenheim für Tübingen, *und* die Vorbereitung der Gründungsgremien für die Universitäten Ulm und Konstanz.

Dies war eine große Zeit, die Ziele waren hochgesteckt, die Entwicklung nicht frei von Engpässen. Herr Professor BLEYL hat die Mannheimer Entwicklungsgeschichte „25 Jahre Fakultät für Klinische Medizin Mannheim", 1989, mit Liebe und großer Sorgfalt dargestellt. Es gehört zum Wesen einer durch einen akademischen Auftrag bestimmten Gemeinschaft zu prüfen, ob der Bildungsgang zur Erlangung eines Berufsziels dem eigentlichen Stand dessen angepaßt ist, was an neuen Erkenntnissen hatte gewonnen werden können (DOERR 1966). So ist es nur natürlich, daß Reformation und Präformation zusammengehören (ROSENSTOCK-HUESSY 1958)

Darf ich zu meinem eigentlichen Auftrag kommen?
Herr College Uwe BLEYL hatte mich gebeten, über Morphologie, genauer: Über *Morphologie und Krankheitsforschung* zu sprechen. Wer dies tun will, muß auf zwei scheinbar ganz verschiedene, in Wahrheit aber kongeniale Vertreter der Gestaltenlehre hinweisen. Der eine ist GOETHE, den man als die Begründer des Gestaltbegriffes (mit bestimmten Einschränkungen) ansprechen darf:

„Alle Gestalten sind ähnlich,
und keine gleichet der anderen,
und so deutet das Chor auf ein geheimes Gesetz" (1820).

Der andere aber ist R. VIRCHOW:

„Jedes Lebewesen erscheint als eine Summe vitaler Einheiten, von denen jede den
vollen Charakter des Lebens an sich trägt.
Die vitale Einheit ist die Zelle.
Die Zelle ist ein Lebensherd, sie kann auch ein Krankheitsherd sein.
Krankheit ist ein Lebensvorgang, der sich vom normalen Leben nur dadurch
unterscheidet, daß er sich am ungehörigen Ort, zur ungehörigen Zeit, in
unrichtigem Ausmaß *und* mit dem Charakter der Gefahr abspielt.
Der Gedanke von der Einheit des Lebens findet in der Zelle seine leibliche
Darstellung (DOERR 1971)"

So verstanden bedeutet uns die zellulare Organisationsform einen „Halte- und Ruhepunkt sub specie infinitatis" (ACHELIS 1938).

Am Ende lebenslanger Bemühungen als Hochschullehrer ist es ein leichtes, seine Kandidaten, wie dies Paul ERNST in Heidelberg einst getan hatte, in *drei Begabungstypen* einzuteilen:

1. Etwas mehr als die Hälfte der Studierenden der Medizin verfügt über eine Begabung des *visuellen Sinnes.* Es handelt sich um Menschen des „Vorstellungstypus".
2. Ein Drittel aller Mediziner sind *Kinästhetiker,* die durch handwerkliche Mühen *begreifen.*
3. Der Rest unserer Hörer besitzt eine Begabung des *auditiven Sinnes.* Sie nehmen eine akustische Ereignisabfolge ohne Zögern und zuverlässig in sich auf.

Daneben aber existiert eine *durchgehende Eigenschaft,* die man *Gestaltsichtigkeit* und *Gestaltblindheit* nennen kann (HÖFLER 1960). Ein wesentlicher Teil der Wirklichkeit ist gestalthaft strukturiert. Ihm, d. h. zu seiner Erfassung, sind von seiten des menschlichen Gehirnes Sensoren als Erkenntnismöglichkeiten des Gestalthaften zur Verfügung gestellt.

Es gibt Bekenntnisse bedeutender Naturforscher über individuelle Begabungsschwächen. Justus LIEBIG hatte bekannt (DOERR 1977):

> „... ich hatte kein Gehörgedächtnis und nichts oder nur sehr wenig von dem, was man durch diesen Sinn erlernt, blieb in mir haften".

Und an anderer Stelle sagte LIEBIG:

> „... daß die Augen nichts sehen, was im Geist nicht vorher gedacht worden ist".

Beide Aussagen widersprechen einander nur scheinbar, denn bei Ludwig KLAGES (1929), dem Philosophen, heißt es ja:

> „Geist und Gegenstand sind die Hälfte des Seins,
> Leben und Bild die Pole der Wirklichkeit".

Hier haben wir es also, die wechselseitige Verknüpfung der sinnenhaften (visuellen, auditiven) mit der gegenständlichen (kinästhetischen) Erfahrung.

Wir hatten in der Schule gelernt, daß nach KANT in einer Naturlehre nur so viel Wissenschaft stecke, wie *Mathematik* in ihr enthalten sei. Diese Formulierung ist nicht ungefährlich. Denn wer nicht sieht, daß die aristotelische Logik ein reines Destillat der phythagoreischen Mathematik ist, wer nicht weiß, daß SPINOZA methaphysische und ethische Probleme *more geometrico,* also nach dem Muster des EUKLID, analysieren wollte, wer nicht zu erkennen gelernt hat, daß die tiefere Bedeutung der Mathematik für die menschliche Kultur in der Schicht des Symbols liegt (KNOPP 1928), der verfällt der Versuchung, der ja in der Tat zahllose Naturwissenschaftler der letzten 50 Jahre erlegen sind, qualitative Unterschiede in den Eigenschaften der Dinge auf quantitative zu reduzieren.

In dieser Tatsache liegt der Grund, daß die Lehre Gustav RICKERS „Pathologie als Naturwissenschaft" (1924), die in den Jahren 1925 bis 1955 durch ihre sogenannte *Relationspathologie* zu einer Theorie der Medizin geworden zu sein schien, in wenigen Jahren nahezu vergessen wurde. Es ist gleichsam unbemerkt eine neue theoretische Grundlage der allgemeinen Biologie und damit auch der Pathologie entstanden, die ich die *organismische* nennen möchte.

Im Sommer 1951 hatte ich Gelegenheit, in eine Auseinandersetzung mit Ludwig v. BERTALANFFY einzutreten. Von seiner theoretischen Biologie war es nur ein kleiner Schritt zu den Arbeiten von Christian v. EHRENFELS und Wolfgang KÖHLER. Was den Patho-Anatomen schon immer bewegen mußte, war die Frage des „fließenden Gleichgewichtes", der „Gestaltqualitäten", der „Allgemeinen Systemtheorie" und der „Biophysik sogenannter offener Systeme". Wie kommt es, daß bestimmte Strukturmerkmale organismischer Gestalten unter allen Umständen garantiert zu sein scheinen, auch in größeren zeitlichen Untersuchungsabständen? Wo beginnt das Pathische, das nach VIRCHOWS Worten nur entgleiste Norm sein kann? Welches sind die Kriterien sogenannter biologischer Zeit?

Ziel aller Naturwissenschaft ist die *Erkennung einer Ordnung* (J. v. UEXKÜLL 1913). Biologie ist in ihrem Wesen nach Anschauung. Theoretische Biologie sucht eine möglichst hypothesenfreie Ordnung. Sie ist Erkenntnistheorie und Methodologie (v. BERTALANFFY 1928).

Die Erkennung der Gesetzmäßigkeiten sogenannter Bedeutungsbeziehungen ist für die meisten Menschen eine terra incognita. Gerade an diesem Punkt, eben zur Überwindung dieser Schwierigkeiten, sollte man sich der Gestaltphilosophie bedienen. Sie hilft entscheidend mit bei der Charakterisierung der *Eigenwelt des Menschen* (PETERSEN 1937). Seit bald 50 Jahren bemühe ich mich, meinen Hörern die Elemente der Theoretischen Biologie verständlich zu machen. Ich möchte zeigen, daß es von hier aus nur ein kleiner Schritt ist zur Ideenlehre des PLATON; daß wir in der wohlverstandenen Gestaltphilosophie ein natürliches Regulativ besitzen; daß eine allgemeine morphologisch-orientierte Pathologie der Stoffwechselqualitäten als „Geschehen in der Zeit" nur auf diesem Grunde begriffen werden kann. Diese methodische Haltung ist distanziert von jeder „Naturphilosophie"; sie bedeutet mehr als die naturhistorische Betrachtungsweise RÖSSLES (1923); sie ist frei von geheimnisvollen Ganzheitsbeziehungen; sie hat weder etwas mit dem Vitalismus der Jahrhundertwende noch mit dem Holismus der Dreißiger Jahre zu tun.

Ich möchte versuchen, mein Thema so zu entwickeln:
1. Es sei mir gestattet zu sagen, was unter „*Gestalt*" verstanden werden kann.
2. Ich möchte die *problemgeschichtliche* Seite sogenannter Gestalten ansprechen.
3. Es seien kritische Bemerkungen zum Thema „*Ganzheit lebender Systeme*" und ihre „Gestalten" angefügt.
4. Es soll versucht werden zu zeigen, was in der Anwendung sogenannter *Gestaltphilosophie* auf dem Feld der morphologischen Krankheitsforschung geleistet werden kann.
5. Endlich gebe ich eine ergänzende *Materialsammlung sogenannter Gestaltbegriffe* und zähle auf, was man alles sonst noch unter „Gestalt" angeführt hat.

GOETHE hatte sich ernsthaft und immer wieder mit SOKRATES und PLATON beschäftigt (DOERR 1979a). SOKRATES hatte den „Begriff", nämlich die „Einheit" gefunden, die die Merkmale des Mannigfaltigen zusammenfaßt: – eidos – (!); PLATON erhob den Begriff zur „Idee": – idea (!). Für „eidos" überwiegt der substantivische Charakter, für „idea" der verbale Tätigkeitscharakter. Der „Begriff" bleibt im „Endlichen" und „Begrenzten" haften, die „Idee" strebt in's „Grenzlose" und „Unendliche". Damit gelangen wir an die *Schwelle GOETHESCHER Formulierung: Ideen werden in Erdreistung gewagt, Begriffe in Bescheidung gebildet.*

Die Fähigkeit, in der Mannigfaltigkeit der Erscheinungen das zu erfassen, was als Offenbarung des Wesens, der Ideen, zu betrachten ist, rührt an den Begriff der Gestalt (ROTTEN 1913). Der Deutsche hat nach GOETHES Worten „für den Complex des Daseyns eines wirklichen Wesens", will er also das sehr Besondere einer Sache oder eines Phänomens herausstellen, das Wort „Gestalt". Die Besonderheit des Lebens beruht nicht auf einem chemischen Mysterium, sondern auf Organisiertheit. Das Gefüge des Lebens ist kein echtes Phänomen der physikalischen Chemie. Es handelt sich um ein Problem der Ordnung, nämlich der Ordnung im molekularen Bereich. Es handelt sich mithin um ein Problem der Gestalt. Alles Leben ist an eine Gestalt gebunden. Diese Gestalten *sind* nicht, sie *geschehen.* Sie werden ständig vollzogen, in Kleinigkeiten verändert, neuaufgebaut, wiederum variiert.

Sie werden wissen, daß v. EHRENFELS (1890) in Wien, anknüpfend an ältere Untersuchungen von E. MACH in Prag (1886), auseinandergesetzt hat, was „Gestalten" sind und was man unter Gestaltqualitätten verstehen soll. Ich rufe vereinfachend folgendes in's Gedächtnis:

Erstes EHRENFELS-Kriterium: Die charakteristischen Eigenschaften einer „Gestalt" sind aus der Summe der Eigenschaften der Einzelheiten nicht zusammensetzbar. Ein Ganzes ist daher mehr als die Summe seiner Teile. Ein Ganzes ist kein additives Phänomen. Eine Gestalt wird daher richtig und als solche nur erfaßt, wenn der Bedeutungszusammenhang erkannt worden ist.

Zweites EHRENFELS-Kriterium: Unter Gestaltqualitäten verstehen wir solche positiven Vorstellungsinhalte, welche an das Vorhandensein von Vorstellungskomplexen im Bewußtsein gebunden sind, die ihrerseits aus voneinader trennbaren Elementen bestehen. Diese „Vorstellungskomplexe" sind die Grundlagen der Gestaltqualitäten!

Die *Raumgestalt* bedeutet die figürliche Anordnung visuell erkennbarer Gegenstände. Jeder einzelne macht natürlich die Besonderheit des Ganzen nicht aus. Nur die Gesamtheit der räumlichen Zuordnung ist imstande, deutlich zu machen, was wirklich vorliegt.

v. EHRENFELS hat sich wenige Wochen vor seinem Tode (1932) noch einmal „Über Gestaltqualitäten" ausgesprochen. Er erläutert die *Tongestalt* am Beispiel von Melodien und zeigt, daß aufeinnanderfolgende Töne gleichzeitige Bewußtseinskomplexe induzieren. Dadurch entstehe die Vorstellung neuer Kategorien; diese nannte er „fundierte Inhalte". Das „absolute Gehör" sei das Gedächtnis für einfache Elemente auf dem Gebiet der Töne. Es sei ungleich weniger ausgebildet als das Gedächtnis für Melodien und Harmonien. Mnemotechnische Hilfsmittel gründeten sich immer auf Gestaltqualitäten.

Erlauben Sie den Hinweis auf eine wahre Begebenheit:
Die lebenslange Freundschaft zwischen LIEBIG und WÖHLER drohte zu zerbrechen: LIEBIG hatte in Jugendarbeiten *knallsaures Silber* dargestellt und die Summenformel für Silberfulminat, dem Silbersalz der Knallsäure, angegeben. WÖHLER hatte ein Jahr zuvor die gleiche Formel für *Silberzyanat* gefunden. Das durfte, ja das konnte nach dem damaligen Stand des Wissens gar nicht sein. Die hundertfache Prüfung ergab, daß beide dennoch recht hatten, daß also verschiedene isomore Körper die

gleiche Summenformel besaßen. LIEBIG fand, gleichsam im Vorgriff auf die „Gestaltlehre" die plausible Erklärung: Die „Dome" seien weder mit der „Mode" noch dem „Odem" verwandt, wenn auch Anzahl und Art der Buchstaben übereinstimmten. Die Abfolge der Vokale macht also das aus, was man Tongestalt oder Wortgestalt nennen kann.

Schließlich erinnere ich an die *Zeitgestalt:* Bestimmte Krankheitsbilder kann man als Arzt nur erkennen, wenn die Symptomenfolge im zeitlichen Ablauf beobachtet wird. Das weiß man seit Clemens v. PIRQUET (1903) und dessen Abhandlung „Zur Theorie der Inkubationszeit", die bekanntlich den Begriff „Allergie" brachte.

Nach DIELTHEY tritt „Gestalt" als Ausdruck dichterischen Erlebens auf und gehört zum *hermeneutischen Apparat. Die aktuelle Gestalttheorie* (METZGER 1975) *brachte folgende Erkenntnisse:*

1. Das Ganze im Sinne der Theorie beschreibt überpunktuelle Gebilde oder Sachverhalte mit Eigenschaften, die sich nicht unbedingt aus artgleichen Eigenschaften ihrer Elemente herleiten lassen. Das Ganze besitzt demnach eine eigene Qualität, die nicht mit der seiner Elemente gleich sein muß.
2. Man kann von einer dialektischen Beziehung zwischen den Teilen und dem Ganzen sprechen. Gestaltqualitäten sind der experimentellen oder auch rationalen Nachprüfung zugänglich.
3. Die erlebnisgerechte Theorie des Psychischen muß nicht mit der Erkenntnis des Nicht-Psychischen in Widerspruch stehen. Im Sinne der Gestalttheorie besteht eine Übereinstimmung zwischen psychischen und physischen Vorgängen.
4. Gestalt ist nichts Theoretisches und Unbegreifliches, sondern sie ist immer konkret definier- und begreifbar.

Das Wort „Gestalt" ist durch WERTHEIMER (1923) in die englische Sprache übernommen worden und braucht nicht übersetzt zu werden. Die Fachzeitschrift für die wissenschaftliche Erforschung dessen, was Bezug zu unseren Gestalten hat, heißt denn auch einfach „Gestalt-Theory".

Es ist selbstverständlich, daß *kritische Bemerkungen* zur Gestaltlehre nicht ausgeblieben sind. Die gedankenreichsten stammen von Heinrich Jacob FEUERBORN (1938):

„Ganzheit" in der belebten gegenständlichen Natur bringe keine Problemlösung, sondern eine Problemstellung. Es gäbe keine gesicherte Synthese ohne Analyse. Die Strukturanalyse der Ganzheit lebender Formationen könne als solche unabhängig von Zeit und Umwelt vorgenommen werden. Der Zustand eines solchen „Organismus" besteht in einem Nebeneinander spezifisch geordneter und spezifisch gearteter, *sogenannter Elementarqualitäten. Die Ganzheit des lebenden Systemes ist Ausdruck der spezifischen Ordnung* eben dieser Teile. So wie der *Sinn eines Satzes* nicht die *Summe der Sinne der einzelnen Worte* ausmacht, so werden die Eigenschaften einer Ganzheit nicht durch die Eigenschaften der Elementarteilchen bestimmt. Originäre Qualitäten der Struktureinheiten werden aufgegeben werden müssen.

Das eigentliche Problem liegt im Begriff der „spezifischen Ordnung". Das Ganze kann nicht die Eigenschaften der Teile bestimmen, sondern die *adaptierten,* d. h. diminuierten Eigenschaften der Teile bestimmen den endlichen Totaleffekt.

Offenbar sind die *Wechselwirkungen* zwischen den spezifisch geordneten und spezifisch gearteten Teilchen entscheidend. Das gilt für die Zellenlehre, für die subzellulare Molekularpathologie, für die Gentechnik und wo sonst immer!

Ich hatte über die Bedeutung der Gestaltphilosophie für die morphologische Krankheitsforschung berichten sollen. Wenn man dieses Ziel verfolgt, muß man zu den Quellen gehen. Nach Hermann BRAUS (1913) ist Morphologie historische Ereignislehre, nach Dietrich STARCK (1978) Formenkunde der Organismen. GOETHES Morphologie ist Entwicklungslehre. GOETHES morphologische Forschung und SCHILLERS ästhetische Spekulation sind der Anfang der typologischen Betrachtungsart. GOETHES Bemühungen waren darauf abgestellt, die *„Idee in der Erfahrung"* zu suchen. Später machte GOETHE, zunächst noch intuitiv, dann bewußt, den Vorschlag zu einem anatomischen Typus, zu einem allgemeineren Bilde nämlich (1820), worin die Gestalten sämtlicher Tiere enthalten wären. Dieser Idealtypus kommt so und in der Wirklichkeit nicht vor. Kein organisches Wesen ist ganz der Idee, die zugrunde liegt, entsprechend. Hinter jedem steckt eine höhere Idee. In der Gestalt ist der begriffliche Gegensatz von innen und außen aufgehoben. Das Äußere ist das in Erscheinung tretende Innere der Natur. Wäre es nicht so, gäbe es keine Konstitutionslehre.

Der Typus im GOETHESCHEN Sinne ist ohne die Ideenlehre des PLATON unverständlich. Die Ähnlichkeit der PLATONischen Ideen – mit der GOETHESCHEN Typenlehre ist eine bemerkenswerte *Konvergenzerscheinung.*

Die Ideen des PLATON sind die Gesichter des Seins. Wie der Mensch durch sein Gesicht erscheint, so erscheint das Sein durch die Ideen. *Ohne Ideenlehre des PLATON keine Lehre von den Gestalten.* Ohne Gestalten keine wissenschaftliche Morphologie, ohne PLATONische Gestalten keine Gestaltphilosophie, ohne diese aber kein Verständnis für die Zusammenhänge: Gestalten als Idee, Idee als GOETHESCHER Typus, Typus als Element des morphologischen Zentralbegriffes *Homologie.* Die Grundfrage, die jeder Biologie, Anatom oder Pathologe an sich gerichtet fühlt, ist die: *Wie Sukzessives ein Simultanes sein könne* (DOERR 1970).

Jenseits dieser Betrachtungsmöglichkeiten gibt es praktische Anwendungen der Gestaltphilosophie:
1. *Auf dem Feld der Homologie.* Die Feststellung der Homologie beruht auf der anschaulichen Tatsachen der etwaigen Formenverwandtschaft durch Anlage und Bauplan (PORTMANN 1959).

Die Homologie hat eine bedeutende Rolle gespielt in den Jahren der Entwicklung der vergleichenden Anatomie. Ich erinnere an den vielfach dargestellten historischen Akademiestreit zwischen CUVIER und GEOFFROY – St. HILAIRE (1830). GOETHE stand auf der Seite GEOFFROYS, aber CUVIER bekam recht, obwohl er gar nicht begriffen hatte, worum es bei der Homologie eigentlich ging (LUBOSCH 1918; 1919).
Homologe Organe sind die Schwimmblasen der Fische und die Lungen, denn sie leiten sich auseinander her. Nicht homologe Organe sind die Flügel der Insekten und Vögel, die Lungen der Schnecken und der Wirbeltiere, die Kiemen einer Muschel und der Fische. Diese Organe haben zwar eine gleiche Funktion, besitzen aber weder eine Entsprechung der Lage noch der Entstehungsweise.
Vergleichend-anatomisch gesehen bedeutet Homologie den Ausdruck der ge-

meinsamen Abstammung in *erdgeschichtlichen Zeiten*. Einfache Ähnlichkeiten allein beweisen keine Homologie.

Für uns Pathologen hat die Gestaltphilosophie im Homologiebereiche *diagnostischer Tagesaufgaben* eine hervorragende Bedeutung:

a) Bei der Herausarbeitung *teratologischer Reihen*. Man kann das Vorkommen bestimmter Mißbildungen voraussagen, obwohl irgendein objektives Belegpräparat bis dato niemals beobachtet worden war.

b) Bei der Beurteilung der Wertigkeit bestimmter Einrichtungen, etwa des menschlichen Herzens, obwohl die angesprochenen Objekte prima facie nichts miteinander zu tun zu haben scheinen.
Der *Atrioventrikularknoten* des Reizleitungssystemes ist ein echtes Homologon des *Sinusknotens!* Die Übereinstimmung ist verblüffend, hat man erst den Zusammenhang erkannt, auch im zellularen Bereich.

c) Seit 30 Jahren versuche ich zu zeigen, daß die *lymphoepitheliale Kooperation* am kranialen und kaudalen Körperpol erstaunliche Übereinstimmungen der Gestalt und der Funktion besitzt. Ich meine die Pathologie der epithelassoziierten lymphoiden Einrichtungen, die lymphoepithelialen Carcinome, die am historischen Standort ihrer Entdeckung durch Alexander SCHMINCKE, im Kiemendarmbereich, genauso gebaut sind wie in den kloakalen Äquivalenzbereichen. Man kann derlei nur verstehen, wenn man den Homologiegedanken assimiliert und die Prinzipien der Gestaltenlehre intus hat.

2. Die Gestalttheorie leistet Vorzügliches auf dem Feld der Lehre von den *„spezifischen Entzündungen"*. Es ist eine der erregendsten Tatsachen, daß R. Th. H. LAENNEC (1820) vom Wesen der *Tuberkulose* eine sehr viel richtigere Vorstellung gehabt hatte als R. VIRCHOW, obwohl VIRCHOW ein Zeitgenosse der Entdeckung Robert KOCHS 1882 gewesen war, LAENNEC aber 60 Jahre zuvor keine Ahnung von der Ätiologie hatte haben können. LAENNEC hatte erfaßt, daß die Tuberkulose des Menschen, gleichgültig ob sie knotig-produktiv oder exsudativ-verkäsend abläuft, eine Entité morbide darstellte. Man kann also die Diagnose einer spezifischen Entzündung phänomenologisch gut stellen, auch ohne die Ursache zu kennen. Derlei bewegt uns natürlich bis zur Stunde. Der *Morbus Besnier-Boeck-Schaumann* ist ätiologisch ungeklärt, aber wir machen ohne ernste Schwierigkeiten die Diagnose. Und wir würden die Diagnose einer *rheumatischen Granulomatose* auch dann stellen, wenn die Rheumaserologie im Stich läßt. – Wir Pathologen müssen „Raumgestalt" und „Zeitgestalt" einer Krankheit kennen, sonst funktioniert die diagnostische Assimilation nicht.

3. Sie kennen die *Tuberkuloselehre von Karl Ernst RANKE* (1916). RANKE, aus der Familie des Historiker Leopold v. RANKE hervorgegangen, verfügte über den für seine Konzeption erforderlichen Bildungsfundus. So konnte er, der Tuberkulosearzt in München, auf dem Boden sorgfältiger klinischer Verlaufsbeobachtungen, später und in Zusammenarbeit mit SCHMINCKE, einen phasischen Ablauf der therapeutisch nicht beeinflußten Tuberkulose beschreiben, wie wir dies einst gelernt und gelehrt hatten. RANKE machte uns mit der *„Idee der Krankheit"* bekannt. Durch seine Hinweise konnte in den 20er Jahren die Phthiseologie ausbaut werden. In diese Zeit

fällt die Entdeckung der *monotopen pulmonalen Spitzenmetastasen* von Georg SIMON, der *Streuung groben Kornes* im Sinne des Aschoff-Puhl'schen subapikalen Herdes und des *infraklavikulären sogenannten Frühinfiltrates* von ASSMANN-REDEKER-SIMON, – alles Manifestationen im Sinne sogenannter Früh- und Spätgeneralisation. Heute hat man Mühe, sich selber diagnostisch in Ordnung zu halten, denn die kurativen Möglichkeiten sind besser, das Denken ist billiger geworden! Wir haben aber eine zunächst unbemerkte und wohl seit 1944 langsam in Szene gegangene *Pathomorphose* registriert: Wir rechnen mit der Spätterstinfektion im 3. Lebensjahrzehnt; wir wissen, daß in über 70% der Fälle eine exsudative Pleuritis die Kranken belastet; daß die Herde der Primärperiode zu einem phthisischen Verlauf neigen können. Wird die Krankheit nicht entdeckt, was leider vorkommt, ist die gesamte Zeitgestalt der Lungentuberkulose gestrafft. Die Gesamtkrankheit, endet sie tödlich, läuft innerhalb 5 Jahren ab!

4. Die Domäne der gestaltphilosophisch-orientierten Pathologie betrifft die *therapeutisch erzwungene Pathomorphose*. Wer die natürlichen Krankheitsgestalten nicht kennt, kann die durch Kunstgriff alterierten pathischen Erscheinungen nicht fassen. Die deutschen Pathologen haben sich zweimal mit dem Komplex aller Probleme beschäftigt, 1955 und 1972. Wir sprachen von echtem, von falschem Gestaltwandel *und* von therapeutisch erzwungenen Veränderungen des nosologischen Profils. Wir haben viele Daten zusammengetragen, aber für die Erarbeitung der geistigen Grundlagen hatten wir keine rechte Zeit.

5. Die Bedeutung der Gestalttheorie für unsere Arbeit als Pathologen liegt auch in der Bewältigung *unmittelbar-praktischer Aufgaben*.
    Ich bringe ein ganz einfaches Beispiel, einen Bezug zwischen Gestalttheorie und pathologisch-anatomischer Diagnostik. Ich meine das Problem der Objektivierung *natürlicher Farben* der durch Autopsie gewonnenen Organe. Der Könner leistet Vorzügliches und sieht der Schnittfläche z. B. einer Niere ohne Mühe an, ob eine Phenacetinschädigung, eine Hämosiderose oder eine Argyrose zugrundeliegt. Die Pathologen bemühten sich seit 60 Jahren um eine Objektivierung der Farbwerte durch die bekannten Farbmeßtafeln von OSTWALD. In einer Generaldebatte auf einer Sitzung der Berliner Pathologenvereinigung (08. 12. 1953) hatte ich darauf aufmerksam gemacht, daß die Auseinanderziehung verschiedener Farbqualitäten von der Ober- und Schnittfläche eines Organs und deren Präzisierung durch Zahlen, aufgetragen auf den Doppelkegel einer OSTWALDschen Farbtafel mit der Zerlegung einer Tongestalt in physikalische Zahlenreihen verglichen werden kann. Eine so behandelte Tongestalt „fällt um", und die „Farbgestalt" kann durch Zahlenangaben nicht vermittelt werden. Die *Sinnesphysiologen* wissen das. Aber sie bemühen sich aus anderen Gründen um die Objektivierung von Farbkonstanz und Farbgedächtnis (W. JAEGER 1982). Die *Pathologen* aber verwenden in aller Regel nicht mehr Farbmeßwerte, denn sie haben erfahren, daß Maß und Zahl wichtig, daß sie aber nicht alles sind. Sie nutzen unbewußt die aus der gestaltlich-räumlichen Zuordnung der Farben hervorgegangene psychologische Gestalt, die ihnen assoziativ mehr gibt, jedenfalls für die Diagnose ad horam.

Neben den angesprochenen Gestalten existieren naturgemäß kompliziertere Formen und Möglichkeiten.

Ich erinnere an den *Gestaltkreis* der Schule Viktor u. WEIZÄCKERS, die Theorie der Einheit von Wahrnehmen und Bewegen. Alfred Prinz AUERSPERG hatte in der Rezension des Buches „Gestaltkreis" 1940 geschrieben:

> „Die Entsprechung von Wahrnehmen und Bewegen, von Bedeutung und Zweck begründet die Tatsache der wirklichen Verbundenheit des Organismus mit seiner Umwelt".

Aus dem Gestaltkreis entstand WEIZSÄCKERS *basale Anthropologie* und aus dieser die Beobachtung von Paul CHRISTIAN, daß die Vorstellung, daß die feste Entsprechung von Reiz und Empfindung als Element der Wahrnehmung zu gelten hat, ein Artefakt ist. Nach CHRISTIAN ist die „Empfindung" kein Element der Wahrnehmung, sondern eine „Leistung". Durch diese Arbeiten wird die auch der modernen klinischen Medizin immanente Schwierigkeit offenbar, daß sie den Menschen in wissenschaftlichen Bezügen interpretieren muß, ihn aber gerade in diesen nie erreichen kann. Es wird natürlich nicht bestritten, daß der menschliche Körper in seinen morphologischen und physiologischen Eigenschaften wie ein physikalisches oder biochemisches System beschrieben werden kann. Es wird aber festgestellt, daß eine solche Analyse objektiver Art *einen* komplementären Aspekt verbirgt: Die *thematische Ordnung der leiblichen Phänomene* (BUYTENDIJK). Dies ist der springende Punkt, nicht nur der anthropologisch-orientierten Pathologie, sondern der Lehre von den Gestalten.

„Pathologische Anatomie" arbeitet idiographisch, sie sucht und findet die natürliche Ungleichheit der Menschen. „Allgemeine Pathologie" arbeitet nomothetisch. Sie ist eine Gesetzeswissenschaft. Paul OPPENHEIM hat in seiner Studie „Die natürliche Ordnung der Wissenschaften" (1926) die Grundgesetze einer vergleichenden Wissenschaftslehre entwickelt. Danach wendet sich die Naturwissenschaft an die allgemeine Wirklichkeit nach einem generalisierenden Verfahren. Natur ist das Dasein der Dinge, insofern es nach allgemeinen Gesetzen bestimmt ist. Medizin ist ganz wesentlich Erfahrungswissenschaft. Nach JASPERS (1946) wird die Realität der Erfahrungswissenschaft entweder von außen ergriffen, wie die Materie, oder von innen verstanden, wie der Geist. Aufgrund dieser Ordnung interferieren Natur- und Geisteswissenschaften. Die Daseinsberechtigung der modernen medizinischen Forschung beruht sozusagen *allein* auf der Würde des Forschungsgegenstandes.

Die Gestaltphilosophie hat eine große Literatur gezeigt (WERTHEIMER 1923; KATZ 1948; GUSS 1976). Es war mir wichtig zu zeigen, daß auch die morphologische Pathologie ihrer Hilfe bedarf. Ich nenne diese Arbeitsrichtung „Theoretische Pathologie", und ich glaube, sie hat eine Daseinsberechtigung.

Der Arzt hat die Pflicht zu helfen; sein Auftrag läuft darauf hinaus, jedwede Form menschlichen Leidens zu lindern. Der Arzt erkennt und beseitigt „Störungen", er fördert den „störungsfreien" Ablauf des Lebens. Indem er dem Kranken hilft, erfährt er einiges von den „Wesenszügen" menschlicher Natur; dieser Arzt wird gleichsam „Sachverständiger" und insofern ein wirklicher „Naturforscher".

Das Leben des Philosophen besteht nach SOKRATES in unablässigem Nachdenken über den Tod, und die wahrhaften Philosophen arbeiten nach PLATON nur daran, sich auf den Tod vorzubereiten. PLATON und ARISTOTELES beginnen nicht mit der Existenzfrage als solcher. Ihr philosophisches „Staunen" richtet sich nicht auf die

Schöpfung, sondern auf das „Wunderbare des Seienden" – insofern dieses schon ist, potentiell oder aktuell. *Nur auf diesem Hintergrunde ist es verständlich, daß schon die Alten sagen konnten:* Omnia mutantur, nihil interit!

Wenn dies so ist, drängt sich die Frage auf, was eigentlich das Besondere des Lebens ausmacht. Erwin CHARGAFF hat in seinem Buch „Unbegreifliches Geheimnis" (1980) hierzu geschrieben: Bei dem Versuch, das Leben zu definieren, führen die wissenschaftlichen Wörterbücher „tautologische Affentänze" auf. Das bedeutet also, daß das Problem schwierig ist. Aber wir dürfen vielleicht so viel wagen:

Der Zeitplan der Erdentwicklung entspricht einem Umwandlungsprozeß. Dieser ist nicht umkehrbar. Die Evolution unseres Planeten brachte zwei Hauptergebnisse:

1. eine materiell-stoffliche Kongregation, welche die Fähigkeit hat, sich selbst zu steuern und zu erhalten, – ich meine die identische Reduplikation.
2. Sie brachte außerdem für organismische Strukturen das Vermögen, bestimmte Insulte als stoffliche „Ereignisse" zu speichern.

Das erste Hauptergebnis garantiert die Erhaltung des Lebens schlechthin. Das zweite verleiht dem Leben einen gewissen Inhalt: Immunität, Überempfindlichkeit, also auch Allergie, aber auch Gedächtnis und immaterielle Organisationsprinzipien (Wahrheit, Gewissen, Moral, Gesetz, Kausalität) werden durch die Vorgänge des Psychometabolismus, gespeichert *und* weitergegeben. Die Unterscheidung von Geist und Materie verschwindet heute als philosophisches Problem; man darf ruhig sagen, sie ist überholt.

Das Verhältnis von Einzelwissenschaften und Philosophie war immer kritisch. Einzelwissenschaften und Philosophie stehen in einer „wechselseitigen Verborgenheit". Tatsachenforschung und Wesensforschung schließen sich gestaltkreisartig zu einem Erkenntnisprozeß zusammen (BLANKENBURG 1979). Ohne Philosophie kann Wissenschaft nicht wahr, sie kann allenfalls richtig sein (JASPERS, zitiert nach W. SCHMITT 1980).

Theorie und Erfahrung leben in einem ständigen Konflikt. Zwischen Erkenntnis und Erfahrung besteht ein Potentialgefälle. Beim Übergang von Erfahrung zum Urteil lauern dem Menschen seine inneren Feinde auf (SCHIPPERGES 1982). Der Sucher und Forscher irrt ständig. Der Begriff ist die Summe, die Idee das Resultat der Erfahrung (LUBOSCH 1919). Verstand ist Intellekt des Willens, Vernunft ist Intellekt der Erkenntnis (BARTHEL 1929).

In den Tagen der Krankheit fällt die im labilen Gleichgewicht gewesen innere Ordnung um. Auch eine Konstitution kann sich verändern. HELLPACH sprach von Transstitution. Krisenhafte Störungen stellen die Fortdauer des Lebens in Frage. Anfang und Ende unseres Lebens sind in Dunkel gehüllt. Unser Leben bewegt sich auf einer Straße zwischen zwei Toren. Beide haben wir zu durchschreiten. Könnte es nicht doch gelingen, – so lautet die innere Anfechtung –, die Fesseln unserer gestaltlichen Bindungen zu sprengen?

Zu den wichtigsten Stufen geistiger Entwicklung gehört der Erwerb der klaren Erkenntnis der Stellung des Menschen im Kreis der belebten Natur. So verstanden erscheint jede Bitternis über die Vergänglichkeit des materiellen Seins Ausdruck einer nicht voll erreichten geistigen Reife. Die unablässige gedankliche Durchdringung dieses Sachverhaltes gibt dem Menschen, der es gewohnt ist, sein Leben kritisch zu sehen, eine starke innere Freiheit.

Lassen Sie mich noch einmal zu LIEBIG zurückkehren. Justus LIEBIG formulierte das so: Meine Bekanntschaft mit der Natur und ihren Gesetzen hat uns die Überzeugung eingeflößt, daß man sich über den Tod und seine eigene Zukunft keine Sorge machen sollte; alles ist so unendlich weise geordnet, daß die Angst, was nach dem Tode aus uns wird, in der Seele des echten Naturforschers nicht Platz greifen kann!

Die Sinnerschließung des Sterbens ist gleichbedeutend mit der Suche nach der Wahrheit, die hinausgezeigt in größere Zusammenhänge. Der Kampf der Glaubensgewißheit mit dem philosophischen Skeptnismus ist ein dauerndes Thema der europäischen Geistesgeschichte. Im abendländischen Denken kann man drei Sicherungsversuche unterscheiden, die geeignet sind, die geistige Orientierung zu erleichtern:

auf ARISTOTELES geht der kosmologische,
auf Thomas von AQUIN der theologische und
auf HEGEL der logologische Versuch

zurück. In der Welt des ARISTOTELES hat sich der wirkliche antike Mensch, in der Welt des Thomas der christliche Mensch heimisch gefühlt, dagegen, so schreibt Martin BUBER (1982), ist die Welt HEGELS für den modernen Menschen niemals die wirkliche Welt geworden. HEGEL habe die anthropologische Unruhe nie für einen Augenblick gestillt. Ich meine, dies sei gut so, denn so und nur so mag es gelingen, als Fernziel der Verhaltenssteuerung *Ethik als Handlungsorientierung* zu gewinnen.

So schließt sich der Kreis. Wir waren ausgezogen, Gestalten zu definieren, aber wir haben Innerlichkeit gefunden. Denn auf ein geistiges Prinzip geht alle Gesetzlichkeit und Ordnung, und deren anschauliches Erscheinen geht auf das Wesen der „Gestalten" zurück" (v. EHRENFELS, zit. n. WEINHANDL 1960).

Literaturzusammenstellung

ACHELIS, J. D.: Jahresbericht 1966/38. Festsitzung der Heidelberger Akademie der Wissenschaften 22. Mai 1938. Jahresheft 1936/1950, S. 29. Heidelberg: Weißsche Kommissionsbuchhandlung 1941

AUERSPERG, Alfred Prinz: Zschr. f. Sinnesphysiologie Bd. 68 (1940), Rezensionen

BARTHEL, E.: Die Monadologie der beiden Welten. Abriß der Metaphysik. Jb. d. Elsäss. Lothring. wiss. Ges. zu Straßburg. Heidelberg: Winter 1929, S. 147

BERTALANFFY, L. v.: Kritische Theorie der Formbildung. Abh. z. theoret. Biologie Heft 27. Berlin: Gebr. Bornträger 1928

BERTALANFFY, L. v.: Allgemeine Systemtheorie. Deutsche Universitätszeitung 12: Heft XII 5–6 (1957)

BERTALANFFY, L. v.: Die Biophysik offener Systeme. Naturwiss. Rundschau 18:467 (1965)

BLANKENBURG, W.: Psychiatrie und Philosophie. In: Psychiatrie der Gegenwart Bd. I, S. 827. Berlin 1979

BLEYL, U.: 25 Jahre Fakultät für klinische Medizin Mannheim. Ruperto-Carola 41:77 (1989)

BRAUS, H.: Experimentelle Beiträge zur Morphologie Bd. 1, S. 1. Die Morphologie als historische Wissenschaft. Leipzig: W. Engelmann 1913

BUBER, M.: Das Problem des Menschen. 5. Auflage. Heidelberg: Lambert Schneider 1982

BUYTENDIJK, F. J. J.: Wege zu einer anthropologischen Physiologie. Internist 5:147 (1964)

BUYTENDIJK, F. J. J.: Prolegomena einer anthropologischen Physiologie. Salzburg 1967

CHARGAFF, E.: Unbegreifliches Geheimnis. Stuttgart: Klett-Cotta 1980

CHRISTIAN, P.: siehe Ruperto-Carola 61:51–56 (1978)

CHRISTIAN, P.: Anthropologische Medizin. Berlin – Heidelberg – New York – Tokyo Springer 1989

DILTHEY, W.: Der Aufbau der geschichtlichen Welt in den Geisteswissenschaften. 6. Auflage. Göttingen: Vandenhoeck und Ruprecht 1973

DOERR, W.: Farbmessungen im Sektionssaal. S. Berlin. Path. Vereinigg. vom 08. Dezember 1953. Zbl. Path. 92:61 (1954)

DOERR, W.: Neue Wege und Möglichkeiten der medizinischen Ausbildung. In: J. GERCHOW: An den Grenzen von Medizin und Recht. Stuttgart: F. Enke 1966, S.189

DOERR, W.: Allgemeine Pathologie der Organe des Kreislaufes. Handb. Allg. Path. Bd. III, Teil 4, S. 225, ff. Berlin – Heidelberg – New York: Springer 1970

DOERR, W.: Wandlungen der Krankheitsforshcung. S'ber. Heidelb. Akad. Wissenschaften. mathem.-naturw. Klasse, Jahrgang 1971, 6. Abh. Berlin – Heidelberg – New York: Springer 1971

DOERR, W.: Die natürliche Ungleichheit der Menschen. In: E. BORN: 150 Jahre Darmstädter Realanstalten. Darmstädter Schriften 40. Darmstadt: v. Liebig-Verlag 1977, S. 46–93

DOERR, W.: Homologiebegriff und pathologische Anatomie. Virchows Archiv, Abt. A, 383:5 (1979a)

DOERR, W.: Laudatio auf Paul CHRISTIAN. Ruperto-Carola 61:51 (1979b)

EHRENFELS, Chr. v.: Über „Gestaltqualitäten". Vjschr. f. wissenschaftl. Philosophie 14:249 (1890)

EHRENFELS, Chr. v.: Über Gestaltqualitäten (1932). In: F. WEINHANDL: Gestalthaftes Sehen. Darmstadt: Wissenschaftl. Buchgesellschaft 1960, S. 61ff

ERNST, P.: Das morphologische Bedürfnis. Naturwissenschaften 14:1075 (1926)

FEUERBORN, H. J.: Zum Begriff der „Ganzheit" lebender Systeme. Naturwissenschaften 26:761 (1938)

GOETHE, J. W.: Zur Naturwissenschaft überhaupt, besonders zur Morphologie. Stuttgart und Tübingen: Cotta Bd. I (1817) Bd. II (1820)

GUSS, K.: Gestalttheorie und Erziehung. Darmstadt: Steinkopff 1975

HELLPACH, W.: Transstitution. Neue Med. Welt 1950, Nr. 42

HÖFLER, O.: Morphologie und Objektivität. In: F. WEINHANDL: Gestalthaftes Sehen. Darmstadt: Wissenschaftl. Buchgesellschaft 1960, S. 196

JAEGER, W.: Untersuchungen zu Farbkonstanz und Farbgedächtnis. S'ber. Heidlb. Akad. d. Wissenschaften, mathem.-naturw. Klasse, Jahrgang 1982, 5. Abh. Berlin – Heidelberg – New York: Springer 1982

JASPERS, K.: Die Aufgaben der Philosophie in unserer Zeit. Ruperto-Carola Bd. 22, Jahrgang 9, S. 55, Dezember 1957

KATZ, D.: Gestaltpsychologie. Basel: Benno Schwabe 1948

KLAGES, L.: Der Geist als Widersacher der Seele. Bd. I: Leben und Denkvermögen, S. 129. Leipzig: J. A. Barth 1929

KNOPP, K.: Mathematik und Kultur. Preuß. Jahrbücher 211:283 (1928)

KÖHLER, Wg.: Die physischen Gestalten in Ruhe und im stationären Zustand. Eine naturphilosophische Untersuchung. Erlangen: Verlag der philosoph. Akademie 1924/25

KÖHLER, Wg.: Gestaltproblem und Anfang einer Gestalttheorie. Jahresber. Ges. Physiol. u. exp. Pharm. 3:512 (1925)

KÖHLER, Wg.: Psychologieprobleme. Leipzig 1933

LIEBIG, J. v.: cf. C. Wurster

LUBOSCH, W.: Der Akademiestreit. Biolog. Zbl. 38:357 und 397 (1918)

LUBOSCH, W.: Was verdankt die vergleichend-anatomische Wissenschenschaft den Arbeiten Goethes? Jahrb. d. Goethegesellsch. 6:157 (1919)

MACH, E.: Beiträge zur Analyse der Empfindungen. Jena: G. Fischer 1886

METZGER, W.: Die Entdeckung der Prägnanztendenz. Die Anfänge einer nicht-atomischen Wahrnehmungslehre. In: Flores D'Arcais 1975

METZGER, W.: Psychologie. 5. Auflage. Darmstadt 1975

OPPENHEIM, P.: Die natürliche Ordnung der Wissenschaften. Grundgesetze der vergleichenden Wissenschaftslehre. Jena: G. Fischer 1926

PETERSEN, H.: Die Eigenwelt des Menschen. Bios. Abhandlungen zur theoretischen Biologie Bd. VII. Leipzig: J. A. Barth 1937

PIRQUET, Cl. v.: Allergie. Münch. med. Wschr. 53:1457 (1906)

PIRQUET, Cl. v.: Zur Theorie der Infektionskrankheiten. Ber. Kaiserl. Akad. Wissenschaften, Wien. Mathem.-naturw. Classe 45:77 (1908)

PIRQUET, Cl. v., B. SCHICK: Zur Theorie der Inkubationszeit. Wien. klin. Wschr. 16:758; 1244 (1903)

PORTMANN, A.: Einführung in die vergleichende Morphologie der Wirbeltiere. 2. Auflage, S. 16. Basel und Stuttgart: Benno Schwabe 1959

RANKE, K. E.: In: W. DOERR: Lungentuberkulose. Die Rankesche Lehre S. 504. In: DOERR, W., SEIFERT, G. und E. UEHLINGER: Spezielle pathologische Anatomie Bd. 16/I. Berlin – Heidelberg – New York – Tokyo: Springer 1983

RICKER, G.: Pathologie als Naturwissenschaft. Relationspathologie. Berlin: J. Springer 1924

RÖSSLE, R.: Referat über Entzündung. Verh. dtsch. path. Ges. 19:18 (1923)

ROSENSTOCK-HUESSY, E.: Das Geheimnis der Universität. Stuttgart: Kohlhammer 1958

ROTTEN, E.: Goethes Urphänomen und die platonische Idee. In: H. COHEN, und P. NATORP: Philosophische Arbeiten. Gießen: A. Töpelmann 1913

SCHIPPERGES, H.: Zum Topos von „ratio et experimentum" in der älteren Wissenschaftsgeschichte. Fachprosa-Studien S. 25. Erich Schmidt-Verlag 1982

SCHMITT, W.: Die Psychopathologie von Karl Jaspers in der modernen Psychiatrie. In: Die Psychologie des 20. Jahrhunderts Bd. X

Semper apertus: Festschrift zur Feier des 600-jährigen Bestehens der Universität Heidelberg. Heidelberg: Springer 1985

STARCK, D.: Vergleichende Anatomie der Wirbeltiere Bd. 1. Berlin – Heidelberg – New York: Springer 1978

UEXKÜLL, J. v.: Bausteine zu einer biologischen Weltanschauung. München: Bruckmann 1913

VIRCHOW, R.: Gesammelte Abhandlungen zur wissenschaftlichen Medizin. Frankfurt: Meidinger Sohn & Comp 1856

WEINHANDL, F.: Gestalthaftes Sehen. Ergebnisse und Aufgaben der Morphologie zum hundertjährigen Geburtstag von Christian v. EHRENFELS. Darmstadt: Wissenschaftl. Buchgesellschaft 1960

WEIZSÄCKER, V. v.: Der Gestaltkreis. Leipzig: Thieme 1939

WERTHEIMER, M.: Untersuchungen zur Lehre von der Gestalt. Psychologische Forschung 4:301– 350 (1923)

WURSTER, C.: Justus von Liebig. In: Die Großen Deutschen. Bd. III S. 313. Berlin: Propyläen 1956

Nachtrag

Seit Hr. SCHIPPERGES und ich unsere Schrift „*Was ist Theoretische Pathologie?*" veröffentlicht hatten (1979), ist verhältnismäßig viel Zeit verstrichen, ohne daß eine irgendwie *nennenswerte* Reaktion in der wissenschaftlichen *Öffentlichkeit* erfolgt wäre. Dies liegt allein daran, daß die *Begriffliche Seite* unseres Anliegens nicht ganz verstanden wurde. Deshalb möchte ich versuchen, noch einmal auseinanderzusetzen, was „Pathologie" im Sinne des *„gelerten Pathologen"* ist oder sein kann.

Lediglich der Altmeister der Neurologie, psychosomatischen Medizin und Konstitutionslehre Paul CHRISTIAN macht eine Ausnahme. Er hat uns nicht nur voll inhaltlich verstanden, sondern die Theoretische Pathologie als solche in seinem ureigensten Forschungsgebiet herausgestellt. Wir sind ihm zu großem Dank verpflichtet.

Elemente der Pathologie

Die geistige Situation einer allgemeinen Krankheitslehre

Die „Pathologie" im konventionellen Sinne bedeutet „Krankheitslehre" und „Krankheitsforschung". Seitdem es Menschen gibt, die sich um die Wiederherstellung der Gesundheit von Mitmenschen bemühen, gibt es auch eine Pathologie.

Die Beschäftigung mit Formen und Ursachen der Gesundheitsstörungen ist etwas *Menschliches.* Der Pathologe Guido MAJNO hat die „Vor- und Frühgeschichte" dieser Anfänge einer Pathologie zusammenfassend dargestellt.

Wer sich heute mit „Pathologie" beschäftigt, erwartet mehr und anderes. Er möchte Verständnis gewinnen für das Wesen abnormer Lebensvorgänge und für deren Folgezustände. Die Pathologie als Methode war viele Jahrhunderte hindurch nicht definiert. Man hatte keinen *technischen* Zugang zu den Problemen, deren Klärung allen Ärzten am Herzen liegen sollte. Erst als die *petitio* nach dem „Augenschein", der *autopsia,* durchschlug, trat eine Änderung ein. Als Orientierungsmarke mag das Jahr 1543, d.h. das des Erscheinens des Buches von Andreas Vesalius BRUXELLENSIS *De corporis humani fabrica* gelten. Der geistige Besitz dieses Werkes war die Voraussetzung für eine planmäßig betriebene *anatomia practica.* Der erste Pathologe in unserem Sinne war William HARVEY (1578–1657). Er hat als gelernter Anatom zwei Tatsachen entdeckt: Er hat erstens durch Bilanzierung des Stoffverkehrs den Blutkreislauf, zweitens durch experimentelle Fortpflanzung bei warmblütigen Tieren den „Kernsatz" omne vivum ab ovo gefunden! Diese Synthese von Anatomie und Physiologie ist das *thematische Specificum* jedweder naturwissenschatlichen Pathologie bis zur Stunde. Wer das nicht sieht, versteht die Pathologie nirgendwo richtig.

Die *allgemeine Pathologie* bedient sich der Sammlung des Erfahrungsgutes der speciellen pathologischen Anatomie. Diese wurde begründet durch Giovanni Battista MORGAGNI. Sein Werk *De sebibus et causis morborum per anatomen indagatis* (1761) war insofern epochemachend, als es diejenigen klinischen und per autopsiam gewonnenen pathologisch-anatomischen Befunde einander gegenüberstellte, welche er selbst in einem ungewöhnlich arbeitsreichen und langen Leben gewonnen hatte. Mit Recht rühmte VIRCHOW 1894 die Bedeutung MORGAGNIS „für den anatomischen Gedanken" in der abendländischen Heilkunde.

Was heißt dies und was ist *„der anatomische Gedanke"*? Ludwig ASCHOFF (1925) hat erläutert, daß, wie dem Botaniker die Pflanze, dem Mineralogen der Stein, dem Astronomen der Himmelskörper, *dem Pathologen der menschliche Leichnam als Untersuchungsgegenstand* zugewiesen sei. Selbstverständlich ist die wissenschaftliche Medizin nicht mehr bei dem „anatomischen Gedanken" stehengeblieben, sondern hat sich vielfach darüber hinaus weiterentwickelt; sie behält aber in der pathologischen Anatomie den sicheren Boden der Wirklichkeit (DIETRICH 1936).

Die allgemeine Pathologie ist die *Summe* der Erfahrungen einer speziellen pathologischen Anatomie, – und noch ein wenig mehr. Sie sucht und findet durchgehende Geseztlichkeiten, sie arbeitet *nomothetisch*. Die spezielle Pathologische Anatomie (kurz: pathologische Anatomie) untersucht das Einzelne in geschichtlich bestimmter einmaliger Gestalt; sie arbeitet *idiographisch*. Allgemeine Pathologie ist Gesetzeswissenschaft, pathologische Anatomie ist Ereigniswissenschaft.

Neben diesen in zwei Jahrhunderten differenzierten Säulen wissenschaftlicher Pathologie zeichnet sich eine dritte Richtung ab: Ich spreche von *Theoretischer Pathologie*. Sie arbeitet quantitativ, nach den Gesetzen der mathematischen Logik, behandelt die organismischen Strukturen mit allen ihren Veränderungen im Kollektiv, sie sucht keine Einzelschicksale und klinischen Zusammenhänge, jedoch „größere" und „höhere" Bindungen menschlichen Leidens in einer geomedizinischen, botanischen, zoologischen und meteorologischen Hinsicht.

Der Franzose Jean CRUVEILHIER (1791–1874) und der Böhme Carl v. ROKITANSKY (1804–1878) haben je eine Allgemeine pathologische Anatomie geschrieben. Es handelte sich um eine „Verhaltenslehre" menschlicher Organe unter den Bedingungen von Wundheilung, Entzündung, Degeneration, Geschwulstwachstum (DOERR 1978). Eine *echte* Pathologia generalis lag naturgemäß noch nicht vor. Diese wurde erst von Rudolf VIRCHOW „definiert".

VIRCHOW hat in reiferen Jahren die Entwicklungsgeschichte der Allgemeinen Pathologie charakterisiert: Hundert Jahre allgemeine Pathologie. Festschrift zur 100jährigen Stiftungsfeier des medizinisch-chirurgischen Friedrich-Wilhelm-Institutes. Berlin: 1895.

So ist es kein Zufall, daß VIRCHOWS Schüler J. COHNHEIM und F.D. v. RECKLINGHAUSEN (1877; 1883) die Begründer der neueren Allgemeinen Pathologie wurden. „Wer allgemeine Pathologie treiben will, muß Kliniker oder pathologischer Anatom sein" (COHNHEIM 11.05.1978, Antrittsvorlesung Leipzig). In der Fernwirkung des „anatomischen Gedankens" wird „Pathologie" in der ganzen zivilisierten

Welt „morphologisch" betrieben. Dabei werden alle Methoden eingesetzt, über welche die wissenschaftliche Gestaltenlehre verfügt. Morphologische Sachverhalte werden in allen Dimensionen untersucht. Hierbei spielt die *„pathologische Chemie"* (VIRCHOW) keine geringe Rolle.

Neben diese klassischen Arbeitsrichtungen der wissenschaftlichen Pathologie treten vielfach andere: Die *angewandte Pathologie* bedient sich der Stückchendiagnostik und der diagnostischen Zytologie. Durch die Vielzahl der den heutigen Pathologen angetragenen Untersuchungen wird unser Fach oft und scheinbar zu einem Zweig sogenannter Laboratoriumsmedizin. Diese Entwicklung ist nicht unbedenklich, weil sie eine verkehrte Einstellung zur morphologischen Arbeitsweise impliziert.

Wissenschaftliche pathologische Anatomie fußt geistesgeschichtlich auf der idealistischen und vergleichenden Morphologie GOETHES und Geoffroy-St. HILAIRAES:

„Also bestimmt die Gestalt die Lebensweise
    des Tieres,
Und die Weise zu leben, sie wirkt auf alle
    Gestalten mächtig zurück."*

Morphologie ist historische Ereignislehre (BRAUS). Wir können sie diagnostisch *nur* benutzen, wenn wir über alle „Umstände" unterrichtet werden (*wann* ereignete sich *was, wie* war der Befund *wo,* d.h. an welcher Stelle des kranken Körpers beschaffen?). „Raumgestalt" und „Zeitgestalt" gehören zusammen, sonst funktioniert die diagnostische Assimilation nicht. Weil diese Zusammenhänge vielfach nicht gesehen werden, kann die diagnostische Morphologie nicht immer das bringen, was erwartet wird.

Für die Ärzte, die eine pathologisch-anatomische Schule durchlaufen haben, ist dies alles klar; für die anderen bleiben die Zusammenhänge dunkel. Diesen aber muß gesagt werden: *anatomia practica* ist keine Laboratoriumsmedizin, welche „Meßwerte" ermittelt; sie *kann* dies zwar *auch,* aber nicht im Regelfalle. Morphologische Untersuchungen laufen auf einen „Akt des Sehens" hinaus. „Sehen" aber ist „erkennen", also ein psychologischer Vorgang. Viele Untersucher sehen das gleiche, beschreiben und benennen es aber verschieden. An einer „Normenkontrolle" wird gearbeitet; das Ziel ist die Erreichung einer weitgehenden Übereinstimmung in der Bewertung bestimmter morphologischer Sachverhalte.

Eine weitere Schwierigkeit liegt darin, daß die an organismische Strukturen gebundene Natur keine spezifischen Ausdrucksmöglichkeiten besitzt. Verschiedene Ursachen werden ähnliche Vorgänge hervorrufen. Dies aber hat zur Folge, daß, was der Form nach gleich ist, dem Wesen nach verschieden sein kann (LETTERER 1959).

Allgemeine Pathologie und pathologische Anatomie stehen in einem *Spannungsfeld* voll von erregenden Aufgaben. Selbstverständlich bedient sich die wissenschaft-

---

* zit. nach K. VIËTOR, Bern: Francke 1949, S. 390.
    Wenn es erlaubt wäre, statt „des Tieres" zu schreiben „des Menschen", wäre mit *einem* Satze die perpetuierte Alternative „exogen:/:endogen" und damit eine Zentralfrage der Pathogenese charakterisiert.

liche Pathologie des „pathologischen Experiments". Fragen der Krankheitsentstehung können vielfach *nur* experimentell geklärt werden. Naturgemäß gibt es spezielle Fachrichtungen auch im Rahmen der modernen Pathologie: Neuropathologie, Paidopathologie, epidemiologische Pathologie, vergleichende Pathologie u.v.m.

Die *klinische Pathologie* der englisch-sprechenden Welt umfaßt neben der histo- und zytopathologischen Dienstleistung eine Vielzahl klinisch-chemischer, hämatologischer, immunologischer Methoden und Arbeiten, die Blutgruppenlehre u.a.
Die *chirurgische Pathologie* der nordamerikanischen Fachcollegen besteht in der wissenschaftlichen und diagnostischen Bearbeitung des operativ gewonnenen Untersuchungsgutes. Der „chirurgische Pathologe" gehört „von Rechts wegen" in den Verband einer Chirurgischen Klinik. Klinische und chirurgische Pathologie haben sich im europäischen Raum als eigenständige Fachrichtungen nur vereinzelt entwickeln können. Dagegen hat sich herausgestellt, daß Allgemeine Pathologie häufig als Zellpathologie verstanden wird, nicht absolut zu Recht. Denn ohne Zelle kein Leben, ohne Störung des Zellenlebens keine Organkrankheiten, ohne diese keine spezielle pathologische Anatomie. Die Zelle „gehört" also *allen* Richtungen der wissenschaftlichen Pathologie an, soweit diese mit morphologischer Methodik betrieben wird.

Pathologie ist *nicht nur* morphologische Pathologie; es gibt, wie jeder Laie weiß, auch eine „Psychopathologie", eine Pathologie im gesellschafts-wissenschaftlichen Bereich, im Verband einer Neuen Anthropologie, eine Relationspathologie u. dgl. In der geistigen Situation unserer Zeit beobachten wir in der ganzen „westlichen Welt" eine Fortentwicklung vom Sektionssaal und eine sehr starke Vermehrung aller diagnostischen Arbeiten an sogenannten Biopsien. Die Pathologischen Institute sind zu großen Laboratorien geworden. Dies ist zwar unverzichtbar, gleichwohl bedauerlich, denn nur die Arbeit am Leichentisch bringt höhere Grade diagnostischer und epidemiologischer Sicherheit, wenn auch erst ex post.

Die Neuzeit verlangt auf allen Gebieten des öffentlichen Lebens größtmögliche Transparenz. Nur im Falle der versagten Einwilligung zur Vornahme einer Leichenöffnung wird auf Klärung, gelegentlich wider besseren Wissens, keinen Wert gelegt. Das „fortwirkende Persönlichkeitsrecht" (ein Begriff aus der aktuellen Rechtsprechung) wird so lange gern als Grund für die Ablehnung einer inneren Totenschau (Autopsie) genommen, als nicht materielle Vorteile aus der Kenntnis eines Obduktionsbefundes gezogen werden können.

Die allgemeine Pathologie steht der Physiologie nahe, die pathologische Anatomie der klinischen Medizin. Allgemeine Pathologie ist Patho-Biologie, anatomische Pathologie ist klinische Medizin mit besonderem Auftrag. Pathologen sind Ärzte mit bestimmter methodischer Bindung. Theoretische Pathologie aber ist „frei", sie braucht nicht ärztlich gesehen zu werden. Ihre Ergebnisse *können* zwar einen klinischen Deutungswert besitzen; ob dies der Fall sein wird, interessiert aber zunächst nicht.

Unser Leben als Pathologen steht also in jenem Spannungsfeld, das durch folgende Leitsätze abgegrenzt wird: 1. „Sind wir Ärzte, ist der kranke Mensch alles" (KREHL). 2. „Natur und Kunst sind zu groß, um auf Zwecke auszugehen und haben's auch nicht nötig. Denn Beziehungen gibt's überall und Bezüge sind das Leben" (GOETHE an ZELTER). Im ersteren Falle sind wir gebunden; das trifft in aller Regel für den pathologischen Anatomen zu; im zweiten arbeiten wir auf weiten

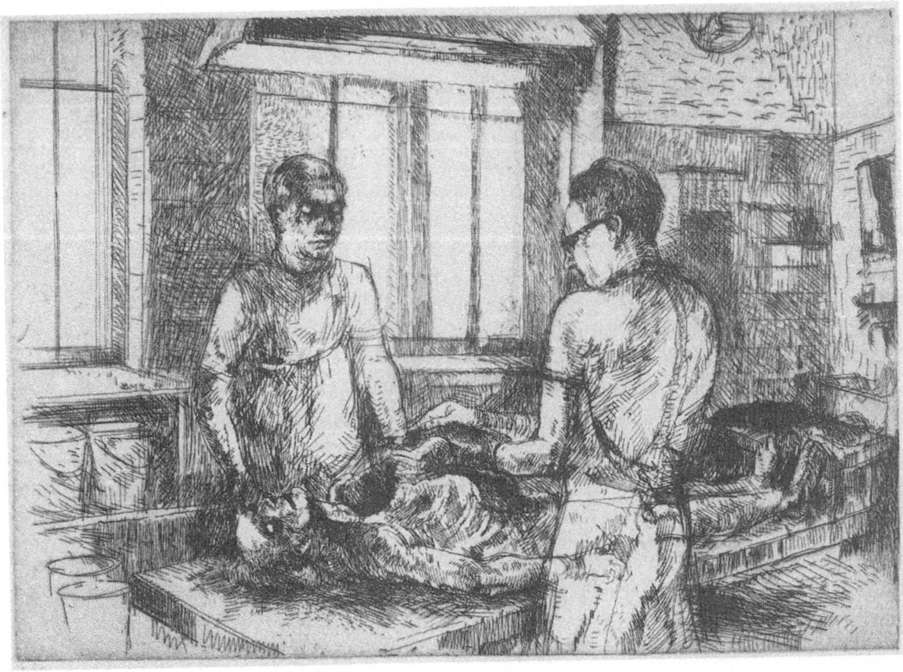

Abb. 1. Die Autopsie, nach einer Originalradierung von Prof. Br. MÜLLER-LINOW (Darmstadt) aus dem Besitze von Prof. H. H. JANSEN

Strecken „zweckfrei", ausschließlich der Wahrheitsfindung verpflichtet. Beide Alternativen hängen miteinander zusammen, wie Spiel und Gegenspiel, wie Ein- und Ausatmen.

So ist es nur natürlich, daß im Mittelpunkt jeglicher Bemühungen der Pathologen die Arbeit im Sektionssaal, auch in Zukunft, zu stehen hat (Abb. 1).

Den Zaghaften und Kritikern sei gesagt:

1. Wenn der *gebildete* Staatsbürger nicht einsieht, daß *wahrer* Fortschritt nicht erreicht wird ohne sehr persönliche Opfer;
2. wenn er glaubt, der Obduktion seines eigenen Körpers, die einer Art letzter ärztlicher Untersuchung gleichkommt, nicht im Grundsatz und ex ante zustimmen zu können;
3. wenn er nicht verstanden hat, daß es eine Funktion einer besonderen sittlichen Haltung ist, seinen Leib, bevor er ihn in die Hand dessen zurücklegt, aus der er ihn einst ohne das geringste eigene Verdienst empfangen hat, einer letzten, mit allem Ernst und großer Sorgfalt geführten Untersuchung zu unterwerfen,

dann wird es noch ein *sehr* weiter Weg sein, bis Elementarzusammenhänge geklärt und wirklich begriffen sind.

Die vergangenen 50 Jahre haben einen interessanten *Wandel der Pathologie* gebracht: Wir hatten von KANT gelernt, daß in einer Naturlehre nur so viel Wissenschaft stecke, als Mathematik in ihr enthalten sei. Dies war der historische

Grund dafür, im Sinne einer kausal-analysierenden Naturwissenschaft „Bedeutungs-zusammenhänge" der Biologie, auch der Patho-Biologie, nämlich qualitative Unterschiede in den Eigenschaften der Dinge, zu quantitativen zu reduzieren. Das epochemachende Werk Gustav RICKERS *„Pathologie als Naturwissenschaft"* ist ein schlagendes Beispiel für diese methodische Haltung (1924). Dabei stellte sich wie so oft heraus, daß mathematischer Scharfsinn mit intellektueller Blindheit geschlagen sein kann. Alle Logik, alle Mathematik, aber auch alle Psychologie sind zunächst unanschaulich. Allein die Biologie und mit ihr die allgemeine Pathologie sind ihrem Wesen nach *Anschauung*. Ohne Anschauung keine Weltanschauung. Wer zum Sehen geboren, zum Schauen bestellt ist, findet leichter als andere Zugang zu unserem Fache. Nur wer die Planmäßigkeit der Lebensvörgänge einschließlich ihrer Störun-gen begreift, nur wer deren wechselvolle Bedeutung erforscht, kann als Pathologe gelten. Die von RICKER *so* bezeichnete *Relationspathologie* ist heute überwunden. Nicht weil sie falsch wäre, sondern weil sich herausgestellt hat, daß man Pathologie nicht in ein „System" einbinden kann. Pathologie hat Raum für viele Betrachtungs-weisen, sie ist nur in einem *einzigen* Punkte *gebunden*. Dieser liegt bei dem Problem der *Gestalt*. Da Leben ohne Gestalt nicht denkbar ist, diese einem variablen materiellen Ordnungsgefüge entspricht, und weil Pathologie die „Lehre von den Störungen des Lebens" beinhaltet, wird niemand der gestaltlich substantiierten Betrachtung entraten können, dem es um die Klärung pathischer Vorgänge ernstlich zu tun ist. Mit anderen Worten: Solange es eine Ich-Du-Beziehung zwischen Arzt und Patient gibt, muß es auch einen anatomischen Gedanken als Element der wissen-schaftlichen Heilkunde geben.

Allgemeine Pathologie ist, wie man sieht, kein einfacher Lern-, Lehr- und Verhandlungsgegenstand. So ist es verständlich, daß der innere Kliniker Lu-dolf KREHL und der Pathologe Felix MARCHAND ein *Handbuch* konzipierten, das in vier Bänden und vor langen Jahren (1908–1924) eine vorzügliche Übersicht der Problemlage vermittelte. Heute verfügen wir über das großartige Handbuch der Allgemeinen Pathologie von F. BÜCHNER, E. LETTERER und F. ROULET seit 1955, bis jetzt vorliegend in 29 Bänden. Dies ist zweifellos *das* Standardwerk, eines der besten Bücher, welche die Welt sah. Es ist noch nicht vollendet; wir haben in *unserer* Theoretischen Pathologie immer wieder auf diese Handbücher verwiesen (Abb. 2).

Wenn es erlaubt ist, den Fortgang einer Wissenschaft mit dem Kurs eines Schiffes zu vergleichen, das sich in gefährlichen Gewässern nach bestimmten Segelmarken oder einer Kennung zu orientieren hat, müssen an dieser Stelle die Bücher von N. Ph. TENDELOO (1925), Gordon Roy CAMERON (1952) und Howard FLOREY (1970) genannt werden. TENDELOO hebt ab auf Konstellation und Konstitution, CAMERON auf die Schlüsselstellung der Zellpathologie, FLOREY auf eine allgemeine Ätiologie. Jedes dieser Bücher hat seinen Platz, jedes kommt einer Wegmarke gleich. Wir hatten im deutschen Sprachraum das Glück, in der Persönlichkeit Ludwig ASCHOFFS einen Mann zu besitzen, der ein Meister auf dem Felde der gesamten Pathologie war: Spezifische Muskulatur des Herzens, rheumatisches Knötchen, reticuloendo-theliales System, – drei große Würfe, drei große Arbeitsprogramme. Waren sie Ausdruck einer Allgemeinen Pathologie? Man muß sagen „sowohl als auch": Die Prämissen gehörten in die geduldige Forschung am speziellen patho-morphologischen Objekt; die Konsequenzen bestanden in der *beispielhaften* Abstraktion der Summe aller einschlägigen Erfahrungen. *Dies ist Allgemeine Pathologie.* – Und: Insoweit diese über den „ärztlichen Alltag" hinausreicht, greift sie ein in die *Theoretische Pathologie,* d. h. in die Prinzipien einer Krankheitsforschung.

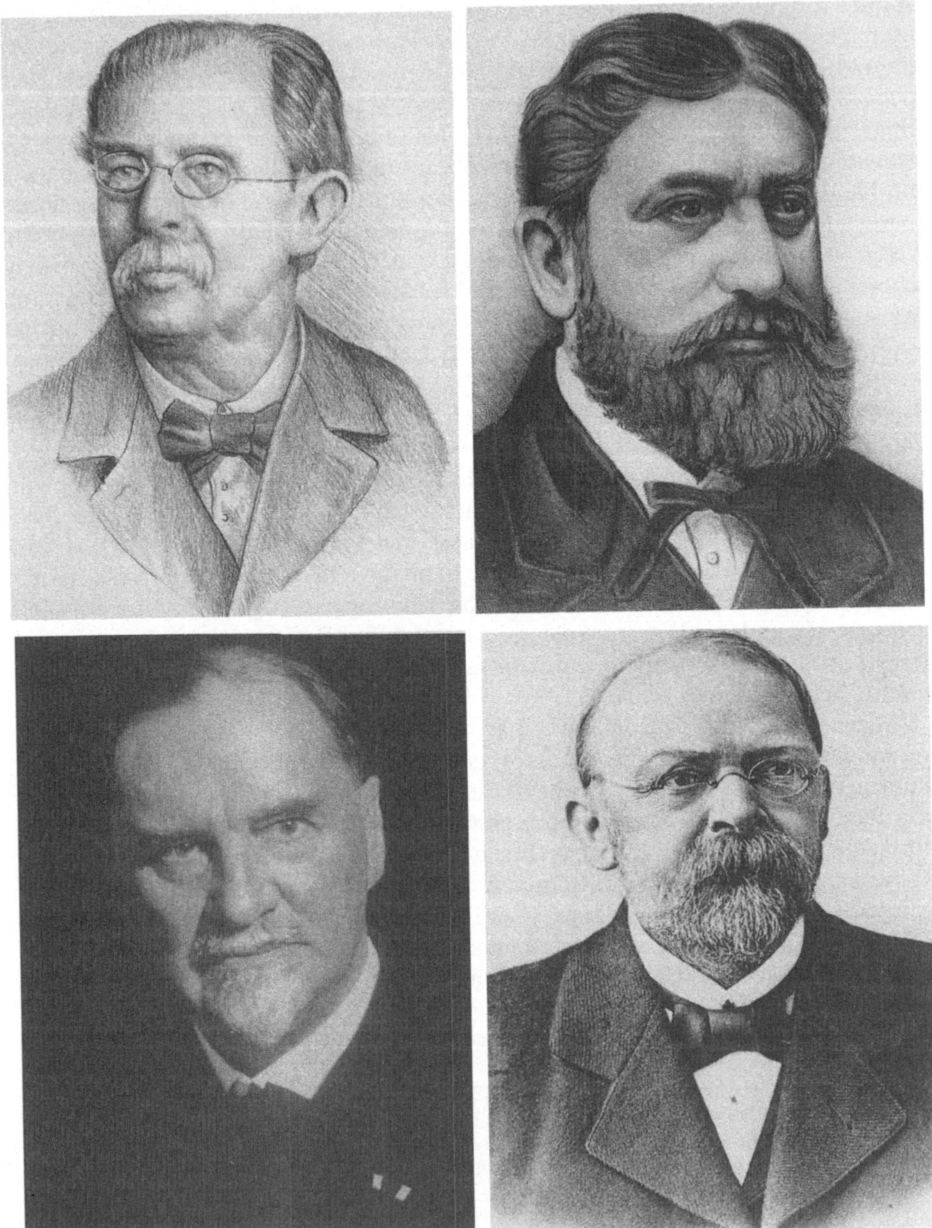

Abb. 2. Die Väter der Allgemeinen Pathologie: Links oben Friedrich Daniel v. RECKLINGHAUSEN (1833–1910), rechts oben Julius COHNHEIM (1839–1884), links unten Ludolf KREHL (1861–1936), rechts unten Felix MARCHAND (1846–1928)

Literaturverzeichnis

ASCHOFF, L.: Vorträge. Jena: G. Fischer 1925

BÜCHNER, F., LETTERER, E. und F. C. ROULET: Handbuch der Allgemeinen Pathologie. Berlin – Heidelberg – New York: Springer seit 1955 (fortgefüht von H. W. ALTMANN)

CAMERON, G. R.: Pathology of the cell. Edinburgh und London: Oliver & Boyd 1952

CHRISTIAN, P.: Antrophologische Medizin. Theoretische Pathologie und Klinik psychosomatischer Krankheitsbilder. Berlin – Heidelberg – New York: Springer 1989

COHNHEIM, J.: Vorlesungen über allgemeine Pathologie Berlin: August Hirschwald, Bd. I, 1877; Bd. II 1880

DIETRICH, A.: Allgemeine Pathologie und pathologische Anatomie. Leipzig: S. Hirzel, 2. Auglage, Bd. II, 1936, S. 2

DOERR, W.: Jean Cruveilhier, Carl v. Rokitansky, Rudolf Virchow. Virchows Archiv Abteilung A 378:1 (1978)

FLOREY, H.: General Pathology. London: Lloyd-Luke, 4. Auflage, 1970

KREHL, L. und F. MARCHAND: Handbuch der Allgemeinen Pathologie. Leipzig: S. Hirzel 1908–1924

LETTERER, E.: Allgemeine Pathologie. Stuttgart: Thieme 1959

MAJNO, G.: The healing Hand. Man and wound in the ancient world. Cambridge (Mass.): Harvard University Press, 1975

RECKLINGHAUSEN, F. D. v.: Handbuch der allgemeinen Pathologie des Kreislaufs und der Ernährung. Stuttgart: Enke 1883

TENDELOO, N. Ph.: Allgemeine Pathologie. Berlin: Juliús Springer, 2. Auflage, 1925

THOMA, R.: Lehrbuch der Allgemeinen pathologischen Anatomie mit Berücksichtigung der Allgemeinen Pathologie. Stuttgart: Enke 1894

VIRCHOW, R.: Morgagni und der anatomische Gedanke. Berl. klin. Wschr. 31:345 (1894)

VIRCHOW, R.: Hundert Jahre allgemeiner Pathologie. Festschrift 100j. Stiftungsfeier med. chir. Friedrich-Wilhelm-Institut. Berlin: A. Hirschwald, S. 589 (1895)

„Was ist das Allgemeine?
Der besondere Fall.
Was ist das Besondere?
Millionen Fälle."*

---

* Maximen und Reflexionen, 1829, J. W. GOETHE, Jubiläumsausgabe, Cotta, Bd. 39, S. 69